「眠りをコントロールする」24の方法

うまくいく人の睡眠の法則

The Law Of Sleep For Those Who Are Successful

堀大輔
DAISUKE HORI

JN109699

SOGO HOREI PUBLISHING CO., LTD

はじめに

「睡眠産業は毎年、右肩上がりです！　堀社長、このビッグウェーブにぜひ乗っかりましょう！」

睡眠の展覧会を開催する方から、毎年営業の話があります。

「睡眠産業の売上が上がってるなら、なんで日本人の睡眠に悩んでいる率が増えているんですか？　睡眠産業が伸びている分、多くの人の睡眠に関する悩みは解消されているべきでしょう？」と私が返事をすると、「それくらい人々の睡眠は乱れて～」などと適当な御託を並べられます。

そんなことはないですよね。

今や書店には睡眠の専門コーナーがあり、睡眠の関心は高まっている……なのに、一向に睡眠の悩みが解決しないなんて、おかしな話ではないでしょうか。

こんなにも睡眠が注目され、睡眠産業が7兆円以上も売上を上げているにも関わらず、一向に「睡眠が良くなった」「睡眠の悩みが解決した」といった声が上がらないのは、根本的に睡眠の発想や理屈が間違っているからではないでしょうか。

毎年、フジ医療器という会社が〝睡眠に関する調査〟を実施していますが、日本はなんと10年連続で睡眠に悩んでいる人口が9割を超えており、2022年12月の調査では、3484名を対象に調査したところ、なんと3276人、94%の人が睡眠に不満を持っているという結果となっています。

私は筋力トレーニングに勤しんでいる身なのですが、筋肉に関心が集まれば、筋トレ界隈が盛り上がり、そして筋肉量も増えるのは当たり前です。学問に関心が集まれば、勉強界隈が盛り上がって、そして学術レベルも上がるものです。

私の本を読んでくださった大リーグで活躍中のダルビッシュ有投手が、あるラジオ番組でこう言ってくださいました。

「睡眠だけは勉強するほど不安になる。でも、この本（『睡眠の常識はウソだらけ』）は、睡眠に対して、肩の力を抜いてくれる。睡眠をとらないといけない理由を並べられるより、現実的な解決策を提案してくれる本がいい」

私は、睡眠研究の畑で生まれ育ったわけではありません。だからこそ、他の睡眠学者では考えもつかない仮説や、取り組みを行うことができます。

アンケート調査を行ったところ、私のセミナーの受講生の睡眠改善率は、なんと90％を超えます。そのノウハウを書籍にてお伝えし、多くの方の眠気や睡眠の悩みを解決していただきたいと思い、執筆いたしました。

もし、あなたが睡眠の質を向上したい、睡眠の悩みを解決したいということであれば、本書は間違いなくお役に立つでしょう。

世間一般では、睡眠の質を上げるという目的に対して、寝具やサプリメントを提案するかもしれませんが、本当に大切なことは、睡眠のメカニズムを知り、睡眠の方向性を間違わずに毎日眠りにつくことです。

例えば、筋トレの質を上げたいと考えた時に、精神論で質を向上させようとしても、方法が間違っていたり、身体にとって不適切なアプローチをしてしまうと、筋肉がつかないどころか、怪我などのリスクも発生します。筋トレの質を向上させるには、トレーニングの知識や解剖学を学び、自分自身の身体が、今どういった状態なのかを適切に把握した上で、自分が鍛えたい部位や目的にあったトレーニングを選ぶことが重要です。

睡眠も全く同じです。感情論や寝具で睡眠の質を向上させようとしている人が多いですが、まずは睡眠というものを理解し、自分自身の状態を適切に把握し、そしてどのような過不足があるかを具体的に知った上で、睡眠に対するアプローチを考えることが重要です。

大切なことは、〝睡眠や眠気についてしっかりと学んだ上で実践する〟ことです。

世の中に溢れている、安易な〝睡眠の質〟といった言葉に騙されることなく、本質的な睡眠の知識や眠気の知識を手に入れていただき、明日以降の活動の助力にしていただければ非常に幸いです。

堀大輔

目次

第1章

睡眠をコントロールする

「眠り」はコントロールできる

多くの人が、眠気（睡魔）や眠りを、自分でコントロールできないものだと思い込んでいます。さらに、眠気によって阻害される集中力、判断力、理解力も同じようにコントロールが難しいものだと考えているでしょう。

ですが、よく考えてみてください。**眠気や眠りは偶然に発生するものでしょうか？** おそらく、イヤイヤ行っている仕事をしているときや、発言権のないミーティング、面白くない先生の話を聞いている時に眠気に襲われることが多いのではないでしょうか。

また、眠りにつくタイミングも、ある程度の安心安全が確保されたところで入眠していくと考えられます。すなわち、睡魔に抗《あらが》うことができず、コントロールができないと思われている眠気や眠りというものは、規則性やパターンが存在し、それらに対して適切なアプローチや予防策を打つことで、眠くなってはいけないタイミングで眠気を出さないようにすることも、逆に布団に入っても全く眠れないという人が、驚くほど早く眠りの状態に入ることもできるようになるということです。

多くの人が、眠気が発生する入眠は身体が勝手に調整するものと思い、そもそもアプローチすることとすらしていないのです。

第2章以降で詳しく解説しますが、あなたは〝**眠気に種類がある**〟ということをご存知でしたか？　また、自分が眠気に襲われているその原因を眠気の種類別で考えるといったことも行ったことなどないと思います。特に眠たくなった時に、冷静に自分を観察するのは、慣れるまではなかなか難しく感じるものです。

それでも、「眠気が出たときに原因を観察し、対処方法を使っては失敗し、また実践」を繰り返すことで、徐々に眠気や眠りをコントロールできるようになります。

すると今度は、眠りへの誘導も比較的簡単に行えるようになります。活動中（起床後から眠るまでの覚醒時）には絶対に邪魔な存在である眠気も、眠りにつくときにはむしろ必要なものとなります。

私はこの眠気をコントロールする技術を身につけてから、どのような場所でも眠気を発生させずに集中して活動することができるようになり、そして逆にどのような場所でも寝たい時に眠ることができるようになりました。

例えば、ハワイに行く飛行機の中、エコノミークラスに座り羽田空港を出るタイミングで眠りにつきます。そして、ハワイに着いたタイミングで目を覚ますといった形で睡眠をコントロールします。この**睡眠をコントロールする技術**は、単純に眠らないだけでなく、不快な時間を飛ばすことにも使うことができるのです。

日中に活動しているときは眠気を抑え、夜眠りにつくときは眠気を発生させる。

「眠気をコントロールできる」ということは、「眠りを自由にコントロールできる」ことにダイレクトに繋がります。

多くの人が活動中にはいつ発生するかわからない眠気に怯えて生活しています。この状況は、睡眠や眠気をコントロールしている状態とは言い難く、むしろあなたの生活が睡眠や眠気によってコントロールされている状態ではないでしょうか。

この眠気に対して、あらかじめ発生する条件を知っておき、そして適切な予防策を立てられるようになれば、不意打ちのような眠気に悩むことも激減し、全ての眠気を前日の睡眠時間だけのせいにする必要もなくなります。

眠気や眠りをコントロールできるということは、人生そのもののクオリティを大きく向上させることに繋がるのです。

普段、どんなに努力をしていても、ここぞというときに、その力を発揮できなければ、せっかくのあなたの能力が無駄になり、悔いが残ります。

あとで後悔する人生にしないためにも、今日から睡眠の対策をしっかりと行い、集中力や頭の回転、そして身体の機能を高めていきましょう。あなたが曖昧に捉えている睡眠で、脳の能力や身体能力が勝手に向上するといった魔法のような出来事は発生しません。

あなたの能力の向上は、あなたが活動している間に、あなたの行動によって手に入るものです。

この「眠り方」であなたの身体が活性化する

私がオススメしている眠り方は、〝**短時間睡眠**〟です。

もし睡眠時間が短くても、健康や美容に影響がなく、身体にとって特に不利な状態にならないとしたら、あなたは長時間眠りますか？　それとも僅かな時間しか眠りませんか？

本書を手に取ってくださった多くの人が、短時間睡眠を選び、活動時間を伸ばすのではないでしょうか。

多くの人は「眠り」を、体調を整え、日中（活動中）の眠気を予防するためのものと考えていることでしょう。

しかし、意外に思われるかもしれませんが、睡眠時は体温や免疫力、代謝や酸素飽和度など、健康に関わる様々な機能が低下し体調不良になりやすいのです。

睡眠中は水分の摂取が長時間できないことから、唾液の分泌が抑制され口臭が発生しやすくなり、歯周病の原因になることもあります。流行病なども、睡眠中のフィブリノゲン増加やDーダイマーの増加によって悪化するだけでなく、後遺症の発生リスクも増大します。もっと一般的な話でいうと、睡眠中は非常に風邪を引きやすくなったり、喉の不調を引き起こしやすかったりと、睡眠の実態は、一般的に信じられているものと大きく異なります。

にわかには信じられないかもしれませんね。

しかし、次のような経験をした覚えがないでしょうか?

・寝起きに体調の悪さを感じた

これは寝起きにいきなり体調が悪くなるのではなく、寝ている間に徐々に体調が悪化しているということです。睡眠は魔法ではありません。栄養不足の人が睡眠をとったとしても、栄養不足なままであり、身体は強制的に自分の体から栄養を作り出そうとします（オートファジー、糖新生など）。当然、身体の一部から栄養を作り出しているということは、気づかないうちにどんどん身体は蝕まれていくことになります。

・掛け布団を掛けていないだけで風邪を引いた

もし、睡眠の最中に免疫力が向上しているのであれば、起きている間に体調面に問題のない温度や環境であれば、そのままの環境で眠ったとしても問題は発生しないはずです。しかし実際には、掛け布団をかけないだけで、眠っている間に寒気をもよおして、最悪は風邪や体調不良になります。

なぜ、睡眠の間に体調不良になるのかは前項でお伝えした通り、栄養不足、水分不足、体温の低下や酸素飽和度の低下、血流の低下など様々な要因が複合されて引き起こされる事態です。

・休みの日ほど体調不良になる

休日だからといって**睡眠時間を多くとることが不調になる原因**と考えられます。「平日頑張りすぎた疲れが休みの日にどっと出てくる」という人もいるかもしれませんが、平日の疲労が休日に発生するという科学的論拠はありません。平日よりも睡眠時間を伸ばすことによって、疲労が蓄積し、倦怠感や体調不良に結びついていくのです。

また、平日（お仕事などしているとき）と全く違う活動をすることは脳や身体にリラックス効果を与えるなどポジティブな面もあります。ただ、免疫系に関しては、ストレスを感じて一時的に免疫力が低下してしまうこともあります。

朝起きる時間がズレることによって、時計遺伝子が狂ってしまうことや、ストレスによる代謝変化の結果、休みの日の夜になってなかなか寝付けないといったことも発生します。

○時間以下の睡眠はリスクが高いのか？

アメリカのとある調査などで、８０００人を調査したら5時間以下の睡眠時間は死亡リスクが高いだの、病気のリスクが高いといったことが出たりすることがあります。

では、ショートスリーパー（短時間睡眠者）になると、この調査のようなリスクが本当に上がるのかというと、全くそんなことはありません。

なぜ、統計で短時間睡眠のほうが健康面でリスクが高いというデータが出てしまうのかというと、次の２つの理由があります。

1．そもそも自分の健康にネガティブな人は、睡眠時間を短く計算してしまう

これは多くのエビデンスでもあるのですが、不安や不満を抱えている人は、実際の睡眠時間に対して短い時間をアンケートに記載するというデータがありま

す。睡眠業界はこの法則を逆手に取って、睡眠時間が短いとネガティブになる……といった表現をしますが、実際には因果関係は逆の可能性が高いのです。

このことから、5時間以下と回答するほとんどの人が、そもそもすでに自分の健康に対してネガティブな印象があり、この人たちの病的リスクや死亡リスクは一般人よりも高いことになります。

2. 睡眠時間が短い理由が能動的な短時間睡眠ではない

あなたの周りで、自発的かつ能動的に睡眠時間を短くしている人はいますか？

仮にサーファー（夜明けとともに海に出る人が多い）や釣り（早朝から始める人が多い）が趣味な人がいたとして、おそらくその人達は、一般的な人の予想よりも元気な状態ではないでしょうか？

これは、ほとんどの人が仕事の残業や忙しさから睡眠時間が短いことが多いということです。

米国の調査会社が、「グローバル職場環境調査」という名目で仕事への熱意や職場への愛着の割合を測定したところ、２０２２年の日本は５％の人しか熱意と愛着がなかったとのことです。なお、この５％という数字は、１４５カ国の中で最下位であり、日本は４年連続でワースト１位を記録しています。つまり、仕事に対してポジティブではない状態で長時間労働を行うことは、心身に大きなストレスを発生させることに繋がるのです。

お伝えしたいのは、睡眠時間と健康に因果関係があるのではなく、ストレスと健康リスクに因果関係があり、その２つの関係を曖昧な睡眠時間に転嫁しているということです。

睡眠で相反するような話があった場合は、どちらを信じる信じないというよりも、統計的なエビデンスは話半分で聞き、鵜呑《うの》みにしてしまわないように注意しましょう。

短時間睡眠の誤解とメリット

睡眠時の血中の酸素

「睡眠時無呼吸症候群」という病気を皆さんはご存知かと思います。寝ている間に息が何度も止まってしまう病気です。

起きているときは、20秒ほどでも息を止めているとストレスを感じるものです。しかし、**睡眠中はなんと2分以上息を止めていても気づくことができません。**また実は、睡眠時無呼吸症候群ではない健常者であっても、睡眠中は血中酸素濃度が下がっているのです。

起きているときの酸素飽和度は96％以上が正常値となりますが、睡眠中は健常者でも90％程度となり、これはチアノーゼ（血中の酸素が不足して皮膚が青く変色する状態）などが出るほどの息苦しい状態と同程度の酸素飽和度となります。睡眠時無呼吸症候群の人は80％台になることも珍しくなく、これは溺死寸前の酸素飽和度に近い数値となっています。

重要なことは起きている間には、酸素飽和度は低下しないということです。このことからも、可能であれば、睡眠時無呼吸症候群の人は、短時間睡眠がオススメとなります。

睡眠は、とればとるほど体内の酸素量が低下し、合併症などの危険性も高まります。

具体的には、心血管疾患を患う人の40～80％が睡眠時無呼吸症候群を患っているというデータもあり、心臓への負担がさらに睡眠時無呼吸症候群を悪化させるという負のスパイラルを発生させることにも繋がります。

また、長時間の睡眠中に酸素が不足していることによって、翌日の日中にも眠気も発症しやすくなります。

断眠療法

意外かもしれませんが、徹夜や短時間睡眠によって、うつ病が和らぐといった生理学的なエビデンスが２０２３年６月20日に発表されました。あまり知られていませんが、〝断眠療法〟という形でうつ病の治療を行う機関は、実は少なくありません。断眠療法の最もポジティブなことは、１日断眠を行うだけで、抗うつ作用が期待できるというものです。

では、なぜ断眠をすることで抗うつ作用が期待できるのか、エビデンスから抜粋して説明しますと、一晩完全徹夜をすることで、情動反応の処理や情動記憶に重要な役割を果たす脳の扁桃体《へんとうたい》と、情動反応や認知タスクの処理に関わっている脳の前帯状皮質《ぜんたいじょうひしつ》の２つの脳の接続性が、徹夜後に気分が改善したと回答した人に共通して強化されていたためです。この２つの脳の接続が強化されている現象は、なんと徹夜の影響がほとんどなくなる日数が経過しても強いまま保持されていました。

断眠療法や短時間睡眠によるうつ病へのアプローチは、一過性のものではなく、脳の能力を向上させるという意味でも非常に効果的であると言えるのです。

ここでも短時間睡眠に抵抗がある方に向けて、気分を明るくしたいという方は、睡眠周辺以外の行動で扁桃体や前帯状皮質の２つを刺激することが重要となります。私はよく、私のセミナーの受講生の方に「布団から出て、人生を満喫しよう！」と伝えています。

今まで自分が経験していないような活動や挑戦は、感情が大きく動き、扁桃体を活性化することができます。新しいゲームや、習い事の体験、もっと身近な例でいうと、新しい料理に挑戦するだけでも感情は動きます。自分の行動＋感情の変化というものを日常に取り入れることで、気分は晴れやかになると思います。

そんなことをする時間がない？

そんな方は短時間睡眠になって活動時間を増やすことを推奨させていただきま

すね。

短時間睡眠とお肌の関係

短時間睡眠は、お肌の状態も良くなります。なぜなら、**覚醒時間が長いほうが、代謝が向上する**ためです。

覚醒時の代謝量の平均は前日の睡眠時間によって変化しますが、7時間未満、7~9時間、9時間以上のグループに分けて代謝を測定したところ、睡眠時間が短いグループの方が優位に活動中の平均代謝量が向上しました。

代謝が低下してしまうと、ニキビや吹き出物といった肌荒れが起こりやすくなります。世の中では、睡眠不足だと代謝が落ちる、肌が荒れると言われていますが、冷静に観察していただければ、実際には全く逆の現象が発生しているのを確認できると思います。

睡眠前にスキンケアに時間をかける女性は数多くいらっしゃいますが、起きている間にスキンケアを行うのではなく、なぜ眠る前にスキンケアを行うのでしょうか？　眠る前にスキンケアをしなければ、肌のダメージ量が増えることを、実体験的にも理解しているからではないでしょうか。

睡眠中に痩せる、代謝が上がる……というのは甘美な言葉ではありますが、実際には真逆の現象が起こると考えていただいたほうが、むしろ活動中の自分の行動を改める、建設的な発想につながるのではないでしょうか。

全く別のベクトルで、睡眠中に肌が荒れる要因を挙げると、シーツや寝具の問題があります。皆さんは毎日使っている枕のカバーやシーツは、どのくらいの頻度で新しいものと交換していますか？

おそらく、毎日取り替えているという人は少ないかと思います。睡眠時は、寝汗をたっぷり含んだ枕を1日以上常温で放置して、その枕に顔をつけている時間……と考えると、睡眠時間が短いほうが、物理的にも肌にとっても有利と考えられます。

睡眠時間を短縮しない場合でも、お肌のためには、枕にタオルなどを巻いてタオルだけでも毎日交換することを推奨します。

睡眠時間が短いといわれる芸能人やアイドルの肌がキレイなのも、覚醒時間が長いことによって肌が活性化しているのではないかと考えています。

以上、さまざまな短時間睡眠のメリットや私が短時間睡眠を推奨する理由を簡潔に説明してきました。**健康的に眠気をコントロールできるのであれば、短時間睡眠のほうが、身体や脳が活性化し、活動時間が増えることからも人生に余裕が生まれます。**

本書に書いていることが正しいかどうかを考える前に、ぜひあなたが今まで見聞きした9割以上の日本人が悩んでいる睡眠の情報こそ正しいのかを、今一度冷静に考えていただければ、さまざまな気づきを得られると思います。

「眠り」をコントロールするために知る４つの状態

睡眠全体をコントロールする……と考えると、何をどうコントロールすればいいのか、何から着手していいのかなど、わからない方も多いと思います。そこで、睡眠を４つの状態に分け、それぞれの状態への働きかけ方などを紹介します。睡眠の４つの状態は左記になります。

①入眠時
②睡眠中
③起床時

④**覚醒中**

この4つの状態を丁寧に観察し、自分がどのポイント（どの状態のとき）でうまくいっていないかを冷静に分析し、取り組むことが大切です。

ここから、4つの状態それぞれをコントロールするコツを紹介します。

1）入眠

入眠が上手に行えるというのは、想像以上に多くの価値があります。例えば、電車の中やタクシーの中で10分だけ眠ることや、会議までの10分の間に眠って、脳の状態を切り替えるといった、ほんの小さなスキマ時間を睡眠に当てることもできるようになります。スキマ時間だけではなく、飛行機に乗っているときのような退屈で長く、たとえ身体を横にできない移動時間でもエコノミーシートですらストレスをほとんど感じることなく、時間を経過させることが可能です。

サッカーで有名なクリスティアーノ・ロナウド選手は、90分間の睡眠を1日に5回とるそうですが、寝入りに30分かかっていたとすると、こんなにも眠ることは不可能ですし、眠ろうとするたびにストレスが発生します。

このように眠りを語る上で、寝付きの良さは睡眠のコントロールと切っても切れない関係にあると言えます。

現在、非常に多くの人が不眠症という形で、寝入りに悩んでいます。寝付けないからといって、安易に睡眠薬に手を出してしまうのは、非常にリスクが高く全くオススメしません。心療内科に行ったとしても、ほとんどの医師が睡眠薬を処方して診察終了という流れになりますが、これは問診時間を長くとることが難しいことや、医師があまり睡眠に精通していないことから、安易に睡眠薬を処方をしてしまう医療スキームがあるためです。

医師が睡眠を知らないということに違和感を持つ人もいるかも知れませんが、私が今まで一番睡眠を伝えてきた職業は医師であり、医師の方々は口を揃えて、医学試験や医学部での勉強内容に睡眠という項目はなかったため、睡眠にあまり詳しくないと回答されます。

あなたが寝入りを改善するために重要なのは、〝なぜ眠れないか〟を把握して、必要な措置を講じることです。ここから寝入りに役立つ事柄を紹介します。

寝入りに有利なホルモン

年齢を重ねていくと、眠れなくなるという方がいますが、加齢とともに眠れなくなる大きな要因が、〝性ホルモンの減少〟という現象です。「ホルモン」とは、体内の臓器にある内分泌腺でつくられる化学物質ですが、眠れなくなる現象において有名なホルモンとしては、体内時計を管理する「メラトニン」が挙げられます。

メラトニンは睡眠の質を向上させるといった話がありますが、実際にはメラトニンで睡眠が変化するということは立証されていません。メラトニンは、あくまで眠るタイミングを適切な時間に整える作用があるホルモンと考えます。

メラトニンを発見したのは、日本人の医学博士である櫻井武さんという方で、現在は筑波大学の睡眠研究機構に所属しています。メラトニン発見時は睡眠研究ではなく、生体リズムの研究を行っていたそうです。櫻井氏もメラトニンの効果を体内時計の調整と語っています。

では、加齢とともにメラトニンが減少する、すなわち眠るタイミングが整えられなくなるからどうしようもないのかというと、そんなことはありません。

メラトニンは経口摂取でも効果が科学的に確認されています。メラトニンをサプリメントなどで摂取する場合は、年齢によって量を調整します。20代であれば1㎎、30代であれば3㎎、40歳以上は5㎎といった用量で、加齢とともに下がってしまう量を補填する形で摂取できます。

摂取するタイミングは眠る30分前〜直前が一般的ですが、夕方などに服用時間をずらすと、夕方に眠くなるのではなく、当日夜の眠気が通常よりも早く発生するという特性があります。3交代勤務の方や、翌日朝の予定が早い時間帯にある方など、早めにメラトニンを摂取するのも良いテクニックです。また、移動が多い方は時差ボケをメラトニンで軽減させることも可能ですので、時差がある国に行って、睡眠のタイミングが掴みづらい、眠りづらい人は、睡眠薬に手を出すよりも、メラトニンのサプリメントを摂取する選択肢から始めることを推奨します。

寝入りに有利な栄養成分のアミノ酸

人間のタンパク質を構成するアミノ酸は基本的に20種類で、その全てが睡眠にとって有益なものとなります。ここでは特に重要なアミノ酸を3つ紹介します。

（トリプトファン）

リラックス作用で有名なアミノ酸がトリプトファンです。実は、多くの睡眠学者がトリプトファンに入眠作用はないと否定していますが、摂取条件などを調整することで、トリプトファンは寝入りに対して有利に働きます。
例えば、トリプトファンの摂取タイミングは、夜に眠ると仮定するのであれば、午前中に摂取することが推奨されます。

少し難しい話になりますが、トリプトファンは脳内伝達物質のセロトニン（精神を安定させる働きの脳内物質で、トリプトファンから合成される）を経由して、寝入りに有利なホルモンであるメラトニンに変化します。メラトニンに変化するまでかかる時間が非常に長く、トリプトファン摂取から13〜14時間後にメラトニンに変化します。

食べ物としては、チーズやヨーグルトの乳製品、大豆製品に多く含まれています。

〈グリシン〉

グリシンは、中枢神経系において、〝抑制系神経伝達物質〟となります。簡単に言うと、気分を落ち着かせたり、副交感神経を優位にしやすい物質です。食品やサプリメントから摂取されたグリシンは、腸から血液内に取り込まれ、約30分後をピークに血中濃度が増加して、4時間ほどかけて半減期に入ります。このとき、グリシンの影響によって、身体は体表面の血流を増加させ、深部体温を低下させます。人間は深部体温が下がることで入眠しやすくなるので、寝る時間の30分から1時間前くらいに5g程度のグリシンを接種することで、非常に入眠しやすく、そして中途覚醒も発生しにくくなります。

グリシンの効果は、睡眠障害を患っている状態の人ほど顕著に発揮されるため、寝入りに悩んでいる人ほど効果を体感しやすくなります。

グリシンは通販などで容易に安価で手に入り、そして効果を体感しやすいアミノ酸ということもあり、私もよく私のセミナーの受講生にオススメしているものです。

グリシンの摂取量が多くなることのリスクを気にする人もいるかもしれませんが、グリシンは1日45g程度が体内で合成されています。食事（牛肉、豚肉、鶏肉といった動物性タンパク質に多く含まれている）やサプリメントから摂取することで、さらに大きな影響力を発揮します。仮にグリシンを多く摂りすぎたとしても、体内で合成量の多いものなので、副作用の心配はほとんど考えなくても良いと考えられます。

むしろ、肝臓の解毒作用やヘモグロビンの産生、クレアチンといわれる有用な物質を作り出すときにもグリシンは使用されるので、不足してしまうよりも能動的に摂取しておくことをオススメしています。

（セリン）

セリンは脳の細胞膜に多く入っていて、脳のエネルギー源となるブドウ糖を供給するホスファチジルセリンの原料になります。セリンを摂取することで寝入りを改善するだけでなく、活動中の集中力を持続する効果が期待できます。またセリンは、アルツハイマーや認知症の予防にも使用されるアミノ酸です。入眠を改善するだけでなく、脳の機能を保つためにも、1日200㎎程度の摂取を推奨しています。

さらに、セリンはストレスによって発生するコルチゾールを抑制する作用もあり、こちらの効果を発揮するためには約800㎎程度の摂取が必要となります。セリンは、牛乳や大豆、高野豆腐、イクラ、かつお節、海苔に多く含まれます。

寝落ちを防ぐための栄養

多くの方が悩んでいる睡眠の症状に〝いきなり寝落ちしてしまう〟「突発性過眠症」があります。突発性過眠症が発生する大きな要因に、〝オレキシンを受容しづらい〟という事が挙げられます。オレキシンは、睡眠と覚醒のスイッチング機能を担う脳内の神経伝達物質です。

オレキシンの分泌量は個人差があり、「亜鉛」の摂取量が多い人ほど、オレキシンの分泌量は増えていくことがわかっています。牡蠣《かき》や肉類に多く含まれる亜鉛ですが、日本人は亜鉛不足とも言われています。亜鉛が不足すると、寝落ちを招くだけでなく、結果的に慢性的な眠気にもつながります。

寝入りに有利な活動（入浴）

当然ながら、栄養だけで入眠が決まるわけではありません。むしろ眠りにつくまでにどのような活動を行うかが重要です。私は1日30分の極端なショートスリーパーですが、睡眠を蔑ろにしているわけではなく、活動時から、睡眠に有利な活動や行動をしっかりと実践しています。

そんな私が、セミナーの受講生の方にも推奨して、非常に大きな効果を体感していただいている活動が**「眠りにつく90分前までに入浴」**です。

読者の皆さんは、温泉や銭湯、お風呂は好きでしょうか？　私は入浴が好きすぎて、１日5回以上入浴することもあります。

『Journal of Physical Therapy Science（２０２３年5月）』にて、温泉と入眠に関する研究が発表されました。

大まかにまとめますと、入浴してから90分後に深部体温が入浴していないときよりも下がるので、スムーズに入眠しやすいという内容です。さらに、同じ温度のお湯と、炭酸ガスや塩分を含んだ温泉とで比較実験が行われ、温泉浴のほうが有意に深部体温が下がったとのことです。

睡眠の際、深部体温が急激に下がっていると、良くも悪くも非常に起きづらくなります。普段から中途覚醒に悩んでいたり、なかなか夜に眠ることができない人からすれば、温泉や入浴は睡眠に対する悩みを軽減できる一つの手段として使用できるのです。

ちなみに、深部体温の低下は代謝を下げて、さらにＮＫ細胞などの免疫に関わる細胞の活動を抑制し、免疫力を低下させます。深部体温が低下すると血流も低下するため、免疫細胞の輸送効率も下がります。

温泉に入って体がポカポカしている状態で、部屋の温度を急激に下げて眠るのは、とても気持ちのいいことかもしれません。私自身も深部体温が下がった上で行う睡眠は気持ちよく感じますし、嫌いではないです。しかし、その状態で長時間睡眠を行った場合は、大きな健康リスクが発生する可能性も内包していることを覚えておいて損はないと思います。

私のような30分睡眠ですらも、起き抜けに異常な寒さを体感しますので、これが記憶のない睡眠状態で何時間も経過すると、「起き抜けに風邪を引いていた」「頭が痛い」「湯当たりした」「普段の疲れが爆発した」などの事態が起こり得ます。

気持ちいい睡眠＝良質な睡眠と決めつけてしまうのは、実は危険ですし、睡

眠時間が長い人ほど、寝入りの状態と寝起きの状態には大きな差があることを覚えておきましょう。

（脱力）

眠りに入るときの重要なポイントは脱力することです。

「眠らなければならない」と考えてしまうと、眠れなくなる事態が起こります。日本ショートスリーパー育成協会の門を叩く人には、不眠症の方も多いです。不眠症の人は、「寝なければならない」という固定観念を持っていることがほとんどのため、「そこまで必要以上に寝る必要はない」と指導すると、翌日からよく眠れるようになる場合が多いです。

「眠らなくてもいいや」と考え、肩の力を抜き、リラックスした心持ちで過ごすことで眠気の発生条件が整います。

「寝よう」と意識せず、「気がつくと眠っている」という形で入眠できるのです。

２）睡眠中（時間にとらわれない）

睡眠の質を上げるには？

私は普段、毎日１００人以上の睡眠を確認し、フィードバックしていますが、現場で「睡眠の質」という言葉を使ったことはほとんどありません。

結局、睡眠の中身というものは、起きているときの活動のフィードバックで決まるものと考えているため、睡眠の中身を一喜一憂する考えよりも、行動（活動）をどのように修正すれば、睡眠や眠気に困らず健康的に活動を続けられるか、という発想で取り組んだほうが、結果として圧倒的に満足度の高い睡眠を得られると考えています。私が行っているセミナーの受講生へのアンケートでも90％以上の人が睡眠に変化があったと回答していますが、睡眠への直接のアプローチをしていないからこそ、睡眠がポジティブな変化をしたと考えられます。

ただ、一般的に「睡眠の質」という言葉が多用されているのも事実ですので、ここでは、勘違いしやすい睡眠の質の捉え方などを紹介したいと思います。

読者のみなさんは「睡眠の質」の〝定義〟をご存知でしょうか。定義というのは難しいとしても、何がどういう状態になったら、睡眠の質が高まると思いますか。そもそも記憶にない領域である睡眠の〝質〟は、自分でどうやって把握するのでしょう。不思議ですよね。

翌日の朝の快適さが睡眠の質？

こういった意見があるかもしれません。しかし、翌朝の目覚めの快適さは、起床時点のレム睡眠やノンレム睡眠などのタイミングによって変化するものです。また、快適さを求めるのであれば、長時間眠ったあとよりも、15分の仮眠などで目覚めたほうが、おそらく快適な目覚めになるかと思います。

ぐっすり眠った感じが睡眠の質？

これもどのように測定するのか？　実は睡眠の満足度やぐっすり眠ったかどうかは、生活の満足度と比例するというデータがあります。すなわち、この場合、起きているときの活動の質を上げることが睡眠の質を上げるという話になります。

日中の眠気が少なければ良質の睡眠がとれた？

これも日中にどのような活動をするのか、どういう活動の取り組み方をするのかで、眠気が変化します。

例えば睡眠時間が短かったとしても、睡眠の質が悪かったとしても、初恋の相手とディズニーランドデートをしている最中は眠くならないでしょう。逆に睡眠時間が長かったとしても、睡眠の質が良かったとしても、布団に横になりながら、小難しい授業を聞いたりすれば、耐え難い眠気に襲われると思います。

このように考えていくと、睡眠の質の正体とは、わかっているようで全くわかっていないことに気づいていただけるかと思います。

例えば、運動やトレーニングなどの質を上げるには、筋肉の勉強や運動力学の理解が重要であり、それらに基づいた反復練習やメソッドによって質は改善していきます。

睡眠も同じように睡眠中の細かい状態を把握し、それら一つ一つに対して、適切にアプローチすることが大切です。もしかしたら問題は栄養かもしれませんし、睡眠ではなく、日中の活動で睡眠の質を解決できるかもしれません。さらには睡眠中に体内で発生していることが自分では想像できないものや、予期せぬ出来事の場合、それを知識として把握して予防することで、睡眠の質の改善を測れるかもしれません。

「睡眠」を学ぶことは、はじめは面倒くさいかもしれませんが、一生行う睡眠のことを学ぶのは、得るものも大きいですし、意外な発見があって楽しいこともあります。

睡眠中に脳の老廃物が排出されるのでは？

脳の老廃物……アルツハイマー……多くの人が興味があり、そして恐怖を抱くジャンルかと思います。睡眠業界は、これらを脅しのように言葉巧みに使い、〝可能性がある〟という状態を、あたかも確定事項のように伝えています。結果として、「睡眠の専門家が言っているからそうなんだろう……」と、話を鵜呑みにして、睡眠を必要以上にとらせようとします。ココでは、脳の老廃物という不名誉な名前をつけられている物質や、脳の老廃物と睡眠の関わりを解説します。

そもそも〝睡眠中に脳の老廃物を排除する〟という仮説は、どこから始まったのかというと、ロチェスター大学が２０１９年に行ったラット実験の結果を元に、人間にも同じ効果があるであろうという予測の元、「グリンパティックシステム（脳の老廃物排出構造）」という機能が解説されています。

どのような実験だったかを簡潔に説明すると、ラットの睡眠中にグリア細胞の収縮が60％ほど向上した結果、脳脊髄液へのタウタンパク質やアミロイドβの輸送が促されるのではないか、というものが要旨となります。

たしかに、同じような機能は人間の脳でも存在します。しかし、機能があるからといって、全く同じ現象が起こるわけではありません。

人間とラットの脳との違いは多数ありますが、大きな要素としては、大脳の表面積の違い（グリア細胞の伸縮の影響誤差）やそもそも脳脊髄液の入れ替え時間の違い（ラットは1日11回に対して、人間は1日4回）などがあります。

重要な話として、睡眠中だけ、グリンパティックシステムの機能が働くわけではありません。グリンパティックシステムの機能は、2022年の順天堂大学医学部の研究により、加齢・アルコール・病床・社会ストレスによって減少することが認められています。すなわち、どれだけ睡眠に気を使ったとしても、結局、起きているときの活動を蔑ろにしたり、睡眠を優先した結果、ストレスを感じるのであれば本末転倒になってしまうのです。

グリンパティックシステムとアルツハイマーとの因果関係もずっと調査されていますが、現状の調査は、「アルツハイマーになっている人」が範囲であり、すでにアルツハイマーになっている人は、たしかにグリンパティックシステムの機能が落ちていることが認められています。

睡眠時間を延長することよりも、適切な運動や食事管理を行うことのほうが認知症や脳内の老廃物の処理において有利だとは考えられないでしょうか。

ここまで話を聞いても、それでもまとまった時間の睡眠が大切だと思う……という人もいると思います。そういった方は、夜の睡眠時間を伸ばすという発想だけではなく、ぜひ短時間の仮眠を採用しましょう。実は、睡眠時間はアミロイドβの付着に関係ないという論文があり、昼間の仮眠でもアミロイドβは除去されることが判明しています。

このように、睡眠時間が短い人の不安を煽るのではなく、しっかりと日中に仮眠（パワーナップ）を採用する提案など、現代の社会において、現実的な睡眠の満足度を上げる提案をすべきだと考えています。

睡眠に有利な栄養素

２０２２年に筑波大学の睡眠研究にて、ＡＬＡという神経細胞にカルシウムイオンが蓄積することで、眠気が誘発されるという論文が発表されました。

現代人の多くが、遺伝子に依ってその人に適した睡眠時間が決定されているという不確定な情報を鵜呑みにしてしまっていますが、実際には全くそんなことはありません。

ＡＬＡの中にカルシウムイオンが蓄積されると眠気が発生するというのは、結局どういうことかを説明します。

カルシウムイオンが関与するということは、脳内のマグネシウム濃度を上げることで、カルシウムの蓄積を下げる効果が期待できます。

さらに脳内マグネシウム濃度の向上は、うつ病やＰＭＳなどにも関与し、自殺率を低下させます。

逆に、低マグネシウム含有食で飼育したマウスは不安感やうつ様症状が発生し、そのマウスにマグネシウムを投与すると、抗不安、抗うつ作用効果が起こる実験結果もあります。

では、どうすれば脳内マグネシウムの濃度が変わるのかですが、まずマグネシウムを下げるものの代表例として、アルコール・利尿剤・精神的ストレスというものがあります。アルコールも利尿剤も服用しなければ、関係のない話かもしれませんが、精神的ストレスはほぼ現代人の全員が直面する問題だと思います。

いかにストレスを下げる工夫を生活にちりばめられるか、というのは睡眠をコントロールするためだけでなく、人生の幸福度の向上に関与する一つの重要な要素といえます。

昔から日本食と言われるものには、多くのマグネシウムが含まれております。海外に比べて、海藻を消化できる日本人は、マグネシウム欠乏に強いといえます。


このように考えると、日本人の睡眠時間が短いこともネガティブな理由ばかりが語られますが、昔からマグネシウムを多く摂取していたなどの理由によって、決して無理なく、ポジティブな状態で睡眠時間が短かった可能性もあります。


なお、マグネシウムが多い食材は、海産物でいえば、青のり、わかめ、エビ、しらす、あさり、はまぐり、金目鯛……など。穀類でいえば、発芽玄米、そば、ぶどうパン、スパゲッティなどになります。野菜や豆は、きなこ、大根、落花生、ほうれんそう、枝豆、ごぼう、豆腐……などです。

このように食材を見てみると、本当に日本に馴染みのものが多いと思います。

このような食事だけでなく、お風呂に入るときにマグネシウムの経皮吸収を目的としてエプソムソルトを入れるなども、睡眠時間の短縮に効果的と考えられます。

休みの日だけ睡眠時間を伸ばすことは身体に大きな負担がかかる

早稲田大学の調査によって２０２３年7月14日に発表された研究によって、一過性（たった一回）の社会的時差ボケが血管を硬くし、早朝の血圧を過度に上昇させることが明らかになりました。

月曜日の朝に心血管疾患が起こりやすい理由の一端を担っている可能性があるとのことです。

長時間睡眠そのものが血管を硬くし、健康上にも大きなリスクがあるので、この実験はある意味当然の結果と言えます。血管と同じように身体も硬くなっているため、統計的にも午前中のぎっくり腰や肉離れの発生率が非常に高いものとなります。

なぜ、週末に起きられないのかという問いに対して、社会的には、「平日無理をしているから」という回答をします。これは大きな間違いで、人間は社会や環境に合わせて、睡眠時間や活動内容を当然のごとく変化させていくものです。土日の午前に予定がないというだけで、油断をして睡眠を継続しているだけなのに、そこに〝平日頑張っている自分の睡眠不足を補う〟という、ある意味救いのようなことを言ってしまうと、ほとんどの人がホイホイと食いついてしまいます。

実際には、その甘美な理由による週末の長時間睡眠によって、血管へのダメージや病気になるリスクを増大させているという洒落にならない事態を引き起こしています。

ここまで、週末の寝溜めは、身体に負担があることを伝えましたが、あなたは普段、土日の朝は予定通りに起きることができていますか？

もしできていないとしたら、一生そのままの起床で良いか、今一度考え直してみてください。

あなたの週末午前の活動を改善することは、あなただけでなく、あなたの家族や近しい距離の方にもきっと大きな影響を与えることができるかと思います。

3）起床時

ストレスが影響する寝起きと眠気

現代人の多くが、ストレスを抱えているといわれています。読者の皆さんも、さまざまなストレスに悩んでいるかもしれません。脳や身体にストレスがかかるとなぜ眠気や身体に悪影響が発生するのかを説明していきます。

〝眠気とストレス〟を理解するには、副腎から分泌されるホルモンの「コルチゾール」と「副腎疲労」がポイントになります。

まず、ストレスは経過時間によって体内で分泌されるホルモンが変化し、大きくて短期的なストレスよりも小さくて長期的なストレスのほうが、眠気や健康を阻害することに繋がります。一言でストレスが体に悪い、眠気が出ると言い切るのは少し語弊があり、あくまで悪影響があるのは、大小に関わらず長期的なストレスです。この長期的なストレスで発生するホルモンがコルチゾールです。短期的なストレスに対して発生するホルモンはノルアドレナリンです。

コルチゾールが増えてしまうと、筋肉中のタンパク質分解が発生し、ブドウ糖が合成され、脂質が蓄積します。結果として、お腹周りに脂肪が蓄積していき、いわゆる中年太りという状態になります。ストレスがかかると、お腹周りに脂肪が付きやすい理由は、お腹周りの脂肪にはストレスホルモンの受容体が多いからと言われています。

ストレス対策としてはさまざまなアプローチがありますが、着手しやすいのは栄養面からの対策（食事）です。

まずは、血糖値をなるべく安定させるような食事をとることが推奨されています。

白米やパンといった高GIの食事をいきなり大量に摂取してしまうと、血糖値が乱高下することになり、恒常性維持を司る副腎の仕事量が爆発的に増えてしまいます。

糖質や甘いものを摂取する場合は、低GIの炭水化物や食物繊維を初めに摂取することで、余分なコルチゾールの発生を抑制できます。

オメガ3やオリーブオイルといった良質の油を同時に摂取することも、糖質の吸収を緩やかにするため、副腎疲労を防ぐことに効果的といえます。

その他の長期的ストレス対策として有効な栄養素としては、ビタミンB（特にパントテン酸）、マグネシウム、ビタミンC、カルシウム、亜鉛を積極的に摂取することです。これらを摂取することで、長期的なストレスに対する防御力を高めることができますので、90分を超える時間ストレスにさらされる環境にいる方はぜひお試しください。

副腎疲労は別名、〝アドレナル・ファティーグ〟とも言います。副腎という臓器は、人体の恒常性を管理していて、身体の状態変化やストレスに対応するホルモンを出す臓器です。短期ストレスで発生するアドレナリン、長期的ストレスで発生するコルチゾールを分泌する臓器も副腎です。

長期ストレスにさらされ続けることは、この副腎が絶えず働き続けることになります。働き続けた副腎は機能を低下させていき、ストレスや身体の変化に耐えきれない体質になってしまいます。

副腎は起床するためのホルモンを生成する最も重要な臓器の一つです。

人間は90分サイクルで起きるのではなく、自分があらかじめ設定していたタイミングで副腎を活性化させてホルモンを分泌させることで、快活に目覚めることができるように設計されています。

長期的ストレスが多く発生している場合、起床がどうしてもさっぱりしないというのは、睡眠の質が悪いのではなく、起床するためのホルモンが分泌されないことが大きな原因となります。

ストレス解消手段として、ストレス対象から逃げるような行動をよく報道でも見かけますが、ストレスが発生している大本（ストレッサー）を叩く以外に、ストレスを解消してしまうことは非常に大きなリスクがあります。

例えば勉強がストレスの場合、一番のストレス解消は、勉強をして成績を上げ、勉強に打ち勝つことになります。

長期的ストレス↓長時間睡眠↓うつ…という流れは今の世の中で散見されています。厳しく感じるかもしれませんが、ぜひ読者の皆さんは、逃げずにストレスと向き合って、なるべく短期間でストレスを解消することを推奨いたします。

以上のような形で、活動中に能動的にストレスと向き合うことが、翌日以降の起床フェーズをコントロールすることに繋がっていきます。

４）覚醒中（眠気をとる）

眠気をとるのに有利な栄養素

「クレアチン」というアミノ酸の一種の栄養素は、多種多様な活動状態に対して眠気を軽減する効果が期待できます。

クレアチンは、アルギニン、グリシン、メチオニンの合成物質です。ニシンやサーモン、牛肉や鶏肉など魚類や肉類に多く含まれています。

効果効能の範囲は非常に広く、汎用性が高いため、筋力トレーニングをしている人だけでなく、赤ちゃんからご高齢の方まで、生涯にわたって継続して摂取することをオススメする栄養素です。

一日の摂取量の目安は、筋力トレーニングをする人は１日５g、筋力トレーニングをしない人は、1日3gほどの摂取を続けることで、筋肉の減衰だけでなく、眠気の除去も非常に期待できます。

眠気にはいくつか種類がありますが、クレアチンの効果が期待できる眠気は〝カフェインが効く〟類の眠気や、体内のエネルギーを多く使用する活動の後の眠気、疲労や怪我から発生する眠気になります。

次章からは、その眠気の種類と眠気をコントロールする方法を解説します。

第2章

睡眠不足だけが眠気発生の原因ではない!

眠気には20数種類の原因が存在する

あなたは、眠気をどのようなときに感じますか？

眠気の発生には、数にして20数種類もの原因が存在します。

眠気が起きる原因には、「動物としての本能」や「周辺環境」「習慣」「眠気が起きるまでに行った事柄」など、さまざまな要素がブレンドされています。

眠気をコントロールするためには、眠気が起きる原因を見極め、その原因ごとに対処する必要があるのです。

眠気が起きる原因など、今まで考えたこともない方がほとんどではないでしょうか。ただでさえ、眠気が発生するときは集中力や思考力が乱れがちなので、自分で眠気の発生する原因（条件など）を発見するのは難しいものです。

ましてや眠気を覚ます行動があったとしても、眠い状態の自分がとれる行動でしか対策をうつことができないため、現実的な眠気対策は非常に限られたものとなります。

しかし、この第2章から読んでいただき、眠気の要素等を知って冷静に紐解いていくと眠気の原因に合わせて最適化したアプローチができるようになります。

「原因ごとにアプローチを変えるなんて、面倒で難しそう」と思う人もいるかもしれませんが、初めはテンプレートのようにこれから書かれていることを実践し、経験値を積むことで、どんどん簡単に解決できるようになります。

今の時点では「眠気に種類があるなんて嘘だろう」と思われるかもしれません。しかし、次の二つの眠気について考えてみると、異なるものだと感じるのではないでしょうか？

一つ目は前日の睡眠時間が短いことで発生する眠気です。

夜更かしをしていた翌日に発生する眠気は、睡眠時間が短かったことで発生したのだろうと、誰でも容易に考えられるでしょう。

しかし、次の二つ目の眠気はどうでしょうか？

仕事に余裕があり早く帰宅したため、いつもよりも早い時間に眠りにつき、翌日、デスクワークをしていたときに眠気が発生した……。

この場合、夜更かしでの眠気の発生原因とは違うのではないかと思いませんか？

眠気に種類があることを知らない人は、そもそも眠気の原因を分析しようとする発想すらありません。

「今感じている眠気は、いったいどんな理由から起きているのだろうか？」と、原因を分析する行為が、眠気をコントロールする上でとても重要になるのです。

睡眠不足による眠気やデスクワークで発生する眠気だけではなく、試験日が目前に迫った勉強時の眠気、長時間の会議のときに起きる眠気、食事を摂った後に起きる眠気、遊園地などで遊んだ帰りに発生する眠気など、眠気の種類を観察すると、それぞれ異なっていることがわかります。

多くの人が、眠気に悩んだときに、睡眠時間や第1章で触れた「睡眠の質」にばかり目を向けがちです。

しかし実際、**睡眠時間や睡眠の質などが、眠気の主な発生原因になっている場合は、ごくわずかしかありません。**

20数種類の眠気の原因を理解し、日々の生活の中で対策をとることで、眠気は除去することができます。

これが可能になれば、ライバルが眠気に苦しんでいる間に、集中して仕事をこなし、大差をつけることができるようになるのです。

眠気の「種類」を見極めよう

頭がボーッとするとき、眠気が発生したときには、その原因に多くの種類があるとお伝えしました。

この眠気を解消するために、まずは、今発生している眠気がどの種類に該当するのかを見極めなければ、正確な対処方法を選ぶことができません。

まずは、**眠気が発生したときに、「今はなにが理由でこうなっているのだろう?」と自分の状態を観察する**習慣を取り入れることが大切です。

初めは皆目検討がつかず、「寝不足だから……」と思ってしまうかもしれません。しかし、諦めずに何度も確認を繰り返すことで、徐々に眠気の本当の原因を特定できるようになります。

適切な対処方法を使いさえすれば、眠気は一瞬で消し去ることが可能なのです。

誰かから命じられた業務や、やらされていると感じていることには、眠気が発生します。そのとき、ストップウォッチで時間を計り、「1秒でも早く終わらせる！」と能動的になることで、今まで感じていた眠気や倦怠感がキレイになくなります。

どれだけ眠ったとしても起床後には眠い状態が続いたり、頭の回転が鈍く感じたりすることがあるかもしれません。そんなときすぐに外に出て、ラジオ体操を行うと、ほとんどの場合は眠気が除去され思考能力が活性化します。

長い授業や会議で眠気に苦しんだけれど、終わって部屋から出た途端に、なぜか眠気を感じなくなっていた……などの〝一瞬での眠気の解消〟は、あなたが気づかないうちに、眠気の原因への適切な対処を行っていたからこその結果なのです。

眠気を自由に消せると、睡眠もコントロールできる

眠気を消せるようになると、次第に眠気そのものが発生しないようコントロールできるようになります。

風邪を引いた後に、風邪になった原因を考えて、次からは風邪を引かないように対策をとることと一緒です。

眠気の発生そのものをコントロールできるようになると、眠気に苦しめられる時間がほとんどなくなりますから、**自分の自由になる時間を大量に捻出できる**ことになります。

「そんなにいつも眠くなっているわけじゃないから、〝大量捻出〟は言い過ぎだろう」

と思う人もいるでしょう。

しかし、多くの人の起床後の活動時間を調べてみると、実際に集中力、理解力、

判断力をフル活用できる**頭が覚醒した状態になっているのは、わりと限られた時間**だということが見えてきます。

つまり、本来自分が向き合うべき仕事や勉強に集中できる時間が増えるということです。

眠気とは、「重り」のようなものです。

重りを持ったままフルマラソンを走らなければならないとしたら、相当なハンデを抱えたままレースに挑むことになります。これでは、本来の力が発揮できないどころか、思わぬケガを負ったり、タイムオーバーで途中棄権となったりするかもしれません。

第４章で紹介する、シーン別の眠気コントロール法を読んだ人の中には、「本当にこんな簡単なことで、あのしつこい眠気がとれるとは信じられない」と思うかもしれません。

ですが、今まで生きてきて、〝眠気の原因に種類がある〟という認識はなかったはずです。

この**新しい認識を、まずは素直に受け入れて、これから眠気の観察をすること**が、最終的には睡眠そのものをコントロールし、眠気に悩まない人生を歩むことに繋がるのです。

眠気の原因はいくつも組み合わさっている

眠気が起きる原因は、20数種類存在すると先にもお伝えしました。

実生活の中で、この眠気の原因は一つ一つ単発で作用するのではなく、**数種類の原因が複合して眠気を起こしています。**

「退屈なシチュエーション」について分析してみましょう。

「退屈なシチュエーション」とは、「単調な（動きの少ない）状態」であり、「刺激が少ない」「同じような姿勢をキープしている」状態です。

これが、「退屈なシチュエーション」で起きる眠気の主な原因分析です。

原因の組み合わせによって、眠気のつらさや除去するための難易度も変わりま

す。

組み合わさっている原因の種類や数によって、耐え難い眠気になるときもあれば、集中力が高まらず軽くボーッとする程度の眠気になる場合もあるのです。

「自分のデスクでお昼ごはんを食べたばかり。オフィスは暖房が効いて乾燥している。前日あまり眠れていない中、上司の指示で単調なデータの入力作業を行っている」

このような場合、少なく見積もっても6~7個の眠気の原因が存在します。

眠気が発生した場合、眠気の原因を丁寧に分析し、一つ解消するだけでも、どうしようもないと思っていた眠気は、あっという間に解消されます。

「いくつもの原因があるのに、たった一つの要素を除去したくらいで、眠気はなくならないのでは?」

と思われるかもしれません。

しかし、実際には一つの眠気を除去するだけで、かなりの変化を体感できるはずです。

例えば、「カフェインを摂取する」という眠気の解消法を選択したとしましょう。**カフェインが効果的に作用するのは、20数個の眠気の原因のうち、「睡眠不足」と「満腹」の二つだけ**です。

自宅で仕事を進めようとしても、眠くてうまく進まなかったのが、喫茶店に移動して仕事をするだけで、眠気に悩むことなく思った以上に仕事が捗ることもあります。

二つにしか効果がないとはいえ、実際にコーヒーを飲んだ後に、驚くほど眠気がとれたという経験をした人も多いのはこのためです。

多くの経営者が早朝の喫茶店で仕事を行っているのは、このように眠気を抑制して集中することが主な目的であることも多いのです。

眠気が発生してしまうと、「睡眠をもっとたくさんとらなければならない」と考え、それ以外の選択肢に意識が回らなくなります。

加えて、気持ちが焦ってしまい、物事を大雑把に考えてしまいがちです。

そんなときこそ、**一度深呼吸をし、落ち着いて今発生している眠気を観察する**ことが大切です。


眠気がつらいと思う人ほど、そのつらい眠気をできるだけ味わわないように、冷静に観察する癖を、今この瞬間から身につけていきましょう。

簡単な眠気コントロールを実践

何事もそうですが、まずは**基本を押さえて、難易度の低いものからトライする**ことが大切です。

今までとは全く異なる発想で、眠気を捉えてアプローチすることは、「経験値０、レベル１」の状態だと認識することが必要です。

では、眠気を解消する難易度はどのようにして考えていけばいいかというと、単純に〝行動の自由度・強制力の少なさ〟で考えるとわかりやすくなります。

例えば、会議や授業中など、一箇所にずっと座り続けて、自分が能動的になりづらいシチュエーションがあったとします。

このようなシチュエーションは、**自分自身で能動的に行える眠気の回避方法が少ない上に、行動や思考に制限が多く、眠気解消の難易度は非常に高い**と言えます。

逆に、自宅での自由な時間や、喫茶店やショッピングなどで発生するような、行動幅が広く自由に動ける状況は、眠気を解消しやすい環境と言えます。**受動的にならず能動的に動くことのできる場面においては、眠気の解決に有利**なのです。

簡単なシチュエーションから眠気の解消方法を試し、実際に一つひとつの眠気をとり除くことで、「眠気はコントロールできる」と実感することができます。

当然ながら眠気が発生したときにしか、眠気を観察できません。そのため、眠気が発生するのを待つような感覚になります。

このような精神状態になると、今までのように、眠気を〝敵〟のように見ることなく、冷静に眠気を観察することができるようになります。

まずは、**眠気を悪いものだと思い込むのではなく、徐々に自分で眠気の手綱を握り、「眠気は飼い慣らせる」という認識で、眠気を捉える**ようにしてみましょう。

眠気に悩まなくなれば、自ずと頭が冴えて、いつでも集中力を発揮できるようになります。


眠気をとる難易度は、最も簡単なものが、ショッピング・スポーツ・ゲームをしている場合やカフェで会話をしている場合。

次に、現場仕事をしている場合や休憩時間、ランチの後、電車・車の助手席に乗っている場合。

最も難しいのは、映画を観ている場合や会議中・授業中、新幹線・飛行機に乗っている場合での眠気です。

第3章

眠いときの頭と身体

眠気があるときの脳と身体はどうなっているのか？

軽度の眠気が発生しているとき、脳の状態は〝ノンレム睡眠の状態〟に非常に似ています。考える力も脳波も弱くなります。

ノンレム睡眠の状態は、脳全体が休んでいるわけではありません。この場合、脳は休もうとするよりも活動しようとする働きが強いのです。

脳波が低下した瞑想のような状態（ノンレム睡眠は瞑想状態に近い）になると、デフォルトモードネットワークが稼働します（デフォルトモードネットワークとは、内側前頭前野《ないそくぜんとうぜんや》、後帯状皮質《こうたいじょうひしつ》、楔前部《けつぜんぶ》、頭頂小葉脳《とうちょうしょうようのう》などから構成される脳の回路のこと）。

前帯状皮質を含む内側前頭前野が活性化するなど、**脳は眠っているときと同じ状態を維持しながらも、活動できる部位は覚醒時よりも活発に動くことがあるの**

です。

内側前頭前野とは、悩み事の解決や優先順位の選択など、多様な機能に関係しています。内側前頭前野の活性化は、「寝て起きたら悩みが晴れていた」という事態にも一役買っています。

軽度の眠気がある場合の身体は、少し力が入りづらくなります。

しかし、通常の活動において、支障をきたさない程度の筋弛緩《きんしかん》です。この状態も非常にノンレム睡眠に酷似しています。

こういった状態になる理由は、野生動物を見てみるとわかるのではないでしょうか。

野生動物に眠気が発生した場合、ノンレム睡眠に似た状態をつくって、そこまで身体の活動状態を下げずに済ませることで、万が一危険が迫ったとき、すぐに身体を動かせるようにしているのです。

また、重度の眠気が発生しているとき、目の焦点を合わせづらくなり、寒気が出てきます。これもレム睡眠時の身体や脳の状態と酷似しています。

このことから、**起きながらにして眠気をとり除こうと、レム睡眠と同じような状況を作り出している**と考えられるのです。

これらの眠気が発生しているときの脳波の研究は、ｆＭＲＩ（ＭＲＩを用いて脳の血流の変化を画像化する検査法）などの機器で調査されており、その対象者は、全く眠っていない徹夜状態の人たちで、睡眠不足による眠気のみの調査しか行われていません。

この調査の場合、確かに眠気が発生している人の脳波の状態を調べることは可能ですが、夜に発生する眠気なのか、食後に発生する眠気なのか、起き続けていて刺激の感度が鈍ってきている眠気なのかなど、眠気を引き起こしている要因まではわかりません。

眠気の要因によって眠気の種類は大きく変化します。ですから、「この脳波になったから眠気が発生している」と、本当は一概に判断できないのです。

脳波の動きから見ると、**全く眠気が出ていない状態であったとしても、人は眠くなる**ものです。

このように科学で「眠気」を解明しようとしても、実際には、どうしても状況を固定化する必要があります。人が日常生活で眠気に襲われているようなシチュエーションを擬似的に作り出して調査することは、現段階では到底不可能と言えます。実は、睡眠ではなく「眠気」についての科学的根拠のあるエビデンスは、私が調べている限り現状ほぼありません。それには、先述のような理由があるからです。睡眠における研究の中でも「眠気」を対象とした調査では、サンプルデータにエビデンスの偏りが生じることはやむを得ないのかもしれません。

「疲れで頭がぼんやりする」のウソ

運動不足になりがちな現代社会において、疲労で眠くなることは、理論上ほとんどありません。

「疲労ではないのなら、夜にグッタリするほどの眠気が襲ってくるのはなぜだろう?」と思われるかもしれません。

これは、**感覚神経や刺激に対する感度が低下していることにより発生する眠気が原因**です。

人は1日にたくさんの刺激を受けているため、夜になる頃には刺激に対する感覚が麻痺してしまいます。朝や昼と同じような感覚ではなくなってしまうのです。

あなたはいつも朝食に何を食べますか？

ご飯とお味噌汁を食べる人がいるかもしれませんし、トーストとスープの人もいるかもしれません。何も食べないという人もいるでしょう。ハムエッグなどにも〝モーニング〟のイメージを持つ人が多いかと思います。

しかし、夜に朝食で食べるような食事を摂ると、非常に物足りない気持ちになるのではないでしょうか？

朝は軽く食べて、夜は肉や魚、またアルコールといった〝しっかりとした食事〟を摂ることが多いように感じます。

これは、多くの刺激を受けて感覚が麻痺してしまったため、刺激的なもの、食感が強いものを求めてしまうのだと考えられています。

健康にいいかどうかで考えると、決していいとは言えません。

「朝と夜で感覚が全く違う」と実感できない人もいるかもしれません。

私のセミナーの受講生さんにも多いのですが、これは、既存の価値観や先入観で思考が強く固定されてしまっている人に多い状態です。

今この瞬間の自分の状態が、いつまでも続くように思ってしまいがちですが、身体の状態は、刻一刻と変化しています。

色のグラデーションの端と端は全く違う色になっているように、あなた自身も朝から夜にかけて徐々に変化していますから、夜になった頃には全くの別人と言えるほどに変化しているときもあるのです。

刺激を記憶しリフレッシュするための睡眠

仕事や学業を終えて帰宅したときや、何か活動した後に眠くなるのは、決して疲労のためではありません。

今日一日の出来事やたくさん受けた刺激を、脳が記憶しようとするためです。

起きて活動している間に受けた刺激を記憶するため、眠気を発生させて睡眠に誘導しているのです。ちなみに、記憶の強化に長時間の睡眠は必要ありません。

疲労による眠気ではなく、刺激を記憶し、リフレッシュするための眠気なのです。

さらにこの眠気の特徴は、少しだけ仮眠をとろうとしても、うまくいかないことが多くなります。入眠後すぐに筋肉が緩んでしまうため、数分後に起きようとしても起きられず、気づけば2～3時間ほど経過してしまいます。これは、「泥のように眠る」と表現されるような状況となってしまうため、疲労が蓄積して眠くなるのだと認識されてしまうことに繋がります。

眠った後の感覚も、筋肉が弛緩した睡眠は、睡眠物質の除去効率が高いことから、非常にスッキリし、「睡眠＝疲労回復」のイメージを持ってしまうのです。

締め切りが近いときに限って眠くなるのはなぜ？

締め切りが差し迫っている仕事をしているとき、強い眠気に襲われることはありませんか？

締め切りが迫ったときに眠気が発生してしまう人は、その締め切りが近づけば近づくほど、どんどん眠気が発生する頻度が高くなります。

なぜこのような事態が起こるのでしょうか？

この理由は、仕事に対して受け身になっているためです。

「頭を働かせなければならない状況」は、「頭を働かせたくない状況」として体は認識しています。「やらなければならない」という心理の根底にあるのは、「やりたくない」という気持ちです。

自分がやりたいことであれば、問題なく実行できます。そこに抵抗などはなく、「しなければならない」という感覚にはなりません。

どのようなことであったとしても、「しなければならない」とあなたが感じるものに対しては、「受け身」となってしまうのです。

「全く考えなくても気づけば行動している」や「したい」といった心理にならないと、受動や逃避による眠気が発生します。

逆に、納期が差し迫っているときに眠気が飛ぶ人もいます。

これは、「パーキンソンの法則」といって、多くの場合、時間内にしっかりと仕事を終らせる傾向のある人です。

納期が迫ることで眠気がとれる場合は、納期までの間の刺激が少ないと考えられます。

仕事の刺激が少ないときは、他の誘惑や刺激に負けてしまうのです。ＳＮＳを見たり、むやみにメールを何度も確認したりといった行動です。
納期が近づくたびに、他の優先順位を下げて納期にフォーカスを当てられるようになり、集中力が上がった感覚となります。

納期は、認識していないときには影響はありませんが、一度認識しはじめると、徐々に迫ってくる・追い立てられる感覚に襲われます。
もし期限を守れなかったり、先延ばしたりするようなことが増えると、いつも納期や期限に〝追われる人生〟となってしまい、たちまちストレスを感じるようになります。

ストレスがかかりすぎると、眠気が起こります。

しかし、仕事がありますから眠くても眠ることができません。寝ることができないため集中力が下がり、さらに仕事が滞ってしまう……。こうして悪循環が発生し、大きなストレスが発生します。アルコールに逃げることも増え、大きくなりすぎたストレスは、不眠症の併発に繋がる場合もあります。
このように追われる人生の結果、ストレスから発生する眠気は、人生の幸福度の大きな弊害となるのです。

自分との約束を守ることが解決策

納期前後のタイミングで眠気の発生を繰り返してしまうと、癖になってしまいます。「納期が近いこと＝眠るタイミング」と身体が認識し、逃避癖がついてしまうのです。

最も平和的な解決方法は、納期からの逆算で行動するのではなく、先手先手で行動し、納期に追われない生活を送ることです。

しかし、現代社会はかなりのスピード感で物事が進んでいます。ですから、納期に追われない生活は、非常に難しいのも事実です。

受け身にならないためにも、納期の少し前に仕事を終らせるようにし、自分との約束を守り続けることが一つの解決策となります。

他人に決められたものを守るという受動に対して、自分で決めたものを守ることで、能動性を発揮できるのです。

「眠気があるのは睡眠不足だから」のウソ

先にも述べましたが、「眠気がなぜ発生するのか」について具体的に掘り下げ、メソッドにしたのは私しかいません。

突然ですが、皆さんはATPという物質をご存知でしょうか。
私たちの身体を動かすエネルギー源は、アデノシン三リン酸（ATP）が、リン酸と離れるときに大量に発生する物質です（ATP産生）。このATP産生時に発生する残りカス（最終代謝物）が、脳内に溜まり眠気が発生することが、アメリカの睡眠医学の父といわれるウィリアム＝C＝デメント博士によって突き止められています。この残りカスが、アデノシンというものです。ただ、眠気の発生要因はこれだけではなく、アデノシンはあくまで「眠気」が起きる原因の一つでしかありません。

眠気が発生する現象は、科学では収まりきれない広義的なものであり、本章冒頭でもお伝えした通り20数個ほどの発生要因に伴って誘発されます。

もし科学的な論拠だけしか信じられない人は、普段自身が眠気に対して感じている感覚も信じられなくなってしまうでしょう。

例えば、ブルーライトや非常に明るい光を目に受けると、睡眠の質が悪くなるという話がありますが、強い光で発生するものはメラトニンであり、メラトニンの役割は、体内時計の修正です。これは、睡眠の質に直接的に関係するものではありませんが、悪影響を及ぼす可能性も示唆されています。

メラトニンが発生するためには、２５００ルクスという非常に強い光が必要です。光の強さは、コンビニの照明で１０００ルクス、部屋の照明で５００ルクスほど。スマートフォンにいたっては、最高でも３００ルクスに満たないのです。

しかもこの数字は、画面や照明など光源自体の数値で、光源から離れれば離れるほど数値は低くなります。30センチも離れれば、目に届く光の強さは30ルクス以下になるのです。

実際、スマートフォンを触っている途中で眠ってしまったり、テレビをつけっ放しで眠ってしまったりすることからも、ブルーライトや強い光がメラトニンを発生させ、睡眠に悪影響を与えるとは考えづらいのです。

映画館やレイトショーでは、非常に強い眠気が誘発されます。

この眠気は、テレビやスマートフォンを見ている状態で発生する眠気と同じタイプのものです。暗い空間で光を見ることが安心感に繋がり、眠気が誘発されて、気づけば眠ってしまっているのです。

また、眠気を除去するホルモン、オレキシンの減少が、眠気の発生の理由になっている場合もあります。

オレキシンは、眠気を除去する性質があり、空腹のときに最も発生します。ですから、お腹を満たすたびにオレキシンの分泌量が下がるため、満腹になると極度の眠気が発生することに繋がるのです。

加えて、四肢の血液が胃や腸に巡ることも眠気の発生理由となります。

このように、睡眠不足だけでなく、さまざまな要因で眠気が発生するため、**それぞれの眠気に合った対応が必要**となります。

眠気によって私たちが「失うもの」とは

「眠気」は、社会生活を送る上で致命的なエラーになりかねません。
しかし、多くの人が眠気に対する対処方法をほとんど持っていません。
この実情は、まさに裸で極寒の地に立っていることと同じではないでしょうか。

眠気に悩まされている時間は、刺激に対しても鈍感になり、感動も少なくなります。恋人と一緒に何かをしていても、目の前のことにフォーカスを当てられないことから、どこか上の空という状態が続いてしまいます。

眠気が発生しているときは頭も回らず、会話の返事もそっけないものとなってしまいます。これでは周囲の人から何も考えていない人だと思われたり、人間関係の構築に大きな悪影響を及ぼしたりしてしまいます。

眠気が発生すると、目の前の活動への集中力は下がります。するとと面白いように「睡眠をとる」という行動の自己正当化がはじまります。例えば自分の成長のために決めていた勉強の時間や、ダイエットのための運動の時間なども全て破棄して、何としても眠りをとろうとするのです。

しかし、眠気は、睡眠以外の行動をとるときの大きな壁となりますが、一旦行動を起こせば、何事もなかったかのように、消えてなくなるものです。決して睡眠の必要性があるから発生するものではありません。「なんとなく口さみしいから甘いものを食べたい」という欲求に似ています。

アメリカの推計によれば、ドライバーの31%が一生に一度は運転中に居眠りをするそうです。アメリカの高速道路で起こった事故のうち約10万件が居眠りと関係があると言われています。眠気が発生していることで、重大な事故や信用問題となることも少なくありません。

日本大学医学部精神神経医学教授の内山真医師は、眠気による経済損失は3兆4694億円と述べています。目を見開いてしまうほどの数字ですね。ただ、この数字を見て多くの人が睡眠時間の短さを想像しますが、ほとんどの論拠が睡眠時無呼吸症候群といった睡眠そのものの疾患から発生する眠気や問題を指摘しています。世界中の睡眠における経済損失の論文や記事も同じような流れです。

眠気が起きている間、仕事の手は止まっていることになりますので、ビジネスパーソンの多くが日中の眠気で悩んでいるとしたなら、決して大げさな損害額ではないと考えられます。

また、この統計には感情的なものは入っていないため、経済損失だけでなく、人間関係の損失なども考えると、眠気がどれだけ自分の人生の足を引っ張っているかは容易に想像できるかと思います。

このように望まないときに発生する眠気は、社会性や自分の未来、周りの信用などを激減させ、誰も望んでいない事態を引き寄せることに繋がります。

そもそも眠気解消が睡眠をとること以外でも可能なのであれば、多くの人が睡眠時間を減らし、集中して活動できる時間を増やす選択をとるのではないでしょうか。

第4章

シーン別「眠気」コントロール法

1）食後に眠くなったとき

食後に眠くなる要因はさまざまありますが、どんな食事だったとしても対応できる最も簡単な対処法として、カフェインの摂取があります。

食後にコーヒーや紅茶、緑茶を飲む習慣は、昔から受け継がれている文化です。学びや伝達方法が限られる古代の人達は自分たちの体感でもって、食後の眠気に効果的な方法を割り出したと考えられます。

食後の主な眠気の発生要因は、オレキシンという覚醒補助ホルモンの減衰《げんすい》（少しずつの減少）と、アデノシンという睡眠物質が脳脊髄液に蓄積すること、四肢の血流低下と体温の上昇、血糖値の乱高下による副腎疲労やストレス反応などが挙げられます。アデノシンが蓄積することで機能しはじめたＧＡＢＡ（脳内にあるアミノ酸の一種）が、集中に必要なホルモンの邪魔をしてしまいます。

カフェインは、ＧＡＢＡが集中力を低下させ眠気を発生させるのを、ブロックする効果があるため、結果として眠気を抑えることができるのです。また、アデノシンが脳の側《そく》坐《ざ》核《かく》にあるＡ２受容体という部位に取り込まれることで睡魔が発生するのですが、カフェインはアデノシンと構造が非常に似ているため、Ａ２受容体がアデノシンと間違ってカフェインを取り込みます。アデノシンが取り込まれる前にカフェインを摂取することで、眠気を防ぐことができます。

予防という観点からも、お昼ごはんを食べる30分ほど前に、玉露や紅茶、コーヒーなどカフェインを含有している飲料を摂取することで、食事誘発性熱産生から発生するアデノシンの吸着を阻害することが可能となります。これは、カフェインの効果が15～30分ほど経過したときに発生するためです。

食後にカフェインを摂取した場合は、カフェイン摂取直後に仮眠をとることで、寝起きの爽快感が向上します。

食後の眠気が発生するためには、食後に〝生物的に眠っていてもいい環境〟にいる必要があります。

〝生物的に〟とは、温かい空間で、全く動かずとも捕食される心配がほとんどない状態です。

この場合の〝生物的に〟と対義語になるのは、〝社会的に〟という言葉です。

重要な会議は社会的に非常に大切な時間ですが、生物的には危険がありません。そのため、食後の会議は特に強い眠気が発生したり、頭がボーッとしたりしやすいと言えます。

逆に外に出て、日光を浴びながらのウォーキングなど簡単な運動をすると、胃に集中しがちな血液を全身に巡らせることができ、眠気の発生を抑制できます。

また、運動によって代謝が向上することで睡眠物質の分解も期待できるのです。

食後の3秒スイッチストレッチ

①手のひらの中央に、もう片方の手の親指を当て、1、2、3と圧をかけます

食後の３秒スイッチストレッチ

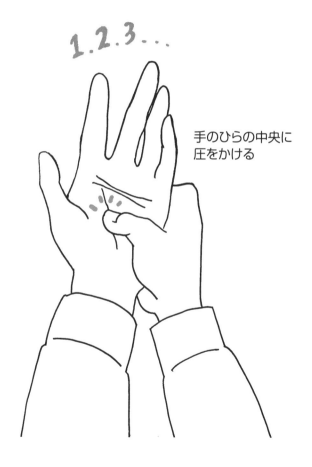

食後のぼんやり頭をスッキリさせる、ごく簡単なストレッチです（同じストレッチを足の裏に行っても効果があります）。これによって血流が促進されます。

親指で手のひらに圧をかけつつ、さらに残りの指で、手の甲から中手骨（手の甲の骨）を揉むことで、さらに短期間で血流を促進し、眠気をとることができます。

本来食事の後は、四肢の末端には血液が流れにくくなり、手足が温かくなります。この眠気は健康にも悪影響がある場合があり、疲労が蓄積しているときなど、自律神経が乱れがちなときは、脳への血流低下など発生し、思考力の低下を招くだけでなく、脳の健康も阻害することがあります。

食後にマッサージを行うだけで、四肢の末端に血流を流すことができ、血圧や血流が改善して頭が覚醒します。特に年齢が高い人ほどこのマッサージの効果を体感しやすくなります。

ここで注意したいのは、このストレッチをあまりにたくさんやりすぎると、本来消化器系に流れるはずだった血液を四肢に流してしまうため、消化が若干滞る可能性が出るということです。食事の内容や量と相談しつつ、両手を３回程度マッサージすることが最適です。

カフェインの取り過ぎも同じですが、頭の覚醒と健康はバランスを取ることが非常に大切です。

2) 会議や打合せの最中に眠くなったとき

基本的に眠気が出た場合、対処法では手が限られてしまいます。

会議での眠気を抑えるためには、まずは会議に能動的な要素を入れることが重要です。会議室のセッティングや率先したお茶くみ、議事録を取るなど、退屈にならない工夫をすることが大切です。

会議で発生する眠気は退屈と受動的な眠気の要素が強く、会議に価値を感じていない、自分が会議に参加する意味がわからないときなどに発生します。これは、先生や親から掃除を頼まれたときなども一緒で、何かをやらされるとき、人はネガティブな感情と、刺激自体を感じられなくなります。

脳研究者で東京大学薬学部の池谷裕二教授の行った有名な実験で、ネズミの髭《ひげ》に物を当てたときの脳波と、ネズミが自分からものに髭を当てたときの脳波では、後者のほうが10倍も強く出るという実験があります。

自分も重要な発表をしなければいけない会議であれば、眠気は発生しません。これは、適度な刺激があるためです。

新人の方など、発言権がない方は、自分以外の人に視野を広げて、相手がどのような意図で発言しているのかを考えることも眠気に対して有効です。さらに議事録を自主的にとって、他の方に見せるなど、精神論ではなく実際に行動を伴うと、脳への刺激量が増加するので、非常にオススメとなります。なお、私はタイピングが得意なんですが、会議のときのすべての発言をメモするという目標の元、タイピングを行っていました。もちろん眠気が出たことはほとんどありません。

会議中の3秒スイッチストレッチ

❶ 限界まで息を吐く

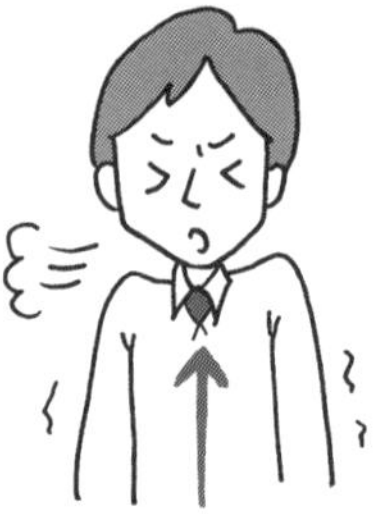

▼

❷ 1秒息を止める

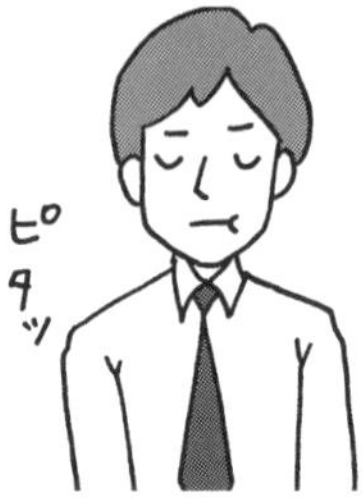

▼

❸ 背筋を伸ばしながら
深く息を吸い込む

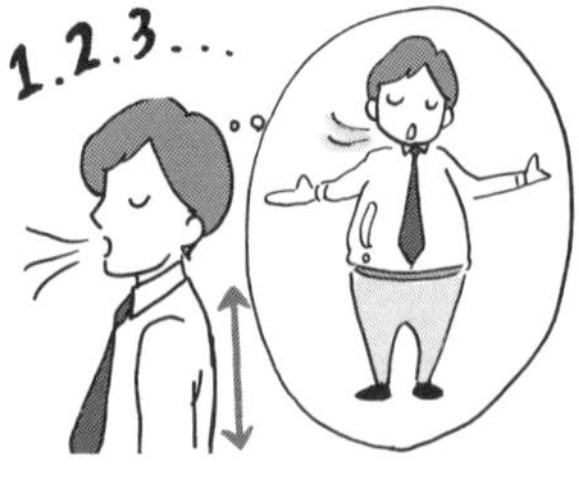

会議中の３秒スイッチストレッチ

①ゆっくりと限界まで息を吐きます（身体中の空気を全て出す）
②１秒息を止めます
③背筋を伸ばしながら、１、２、３と深く息を吸い込みます（頭のてっぺんから足の先まで身体を風船のように膨らますイメージで吸う）

あなたは、人間が一日で行う呼吸の回数をご存知でしょうか？　安静に過ごしている人でも、２万２０００回以上の呼吸を行っていると言われています。１回の呼吸の精度を向上させることで、健康や集中力、快活な活動に対して非常にポジティブな効果を得られます。

３秒で深く息を吸い込むために、少し早めに息を吸うことが重要です。眠くなるときには、呼吸だけではなく、全ての動作がゆっくりになりがちなので、意識してスピード感のある行動をすることが、眠気解消に大きな効果を発揮します。

眠気の発生前には、呼吸が浅くなることが多いため、会議に入ったときに深呼吸をすることが眠気の抑制につながります。このとき、吸い込むことに一生懸命になりがちですが、実際に大切なのは〝吐くこと〟です。

ダイビングなども同じですが、息を吐くことがうまくなることで、吸うこともうまくできるようになります。肋骨を締めるような感覚で、背中や腰からも空気を吐き出すように息を吐くと、さらに深い呼吸ができるようになります。

大きな動きのない状態で、かつ自身の取り組みも少ない状況の会議では、呼吸や姿勢だけで大きく結果が変わります。

より会議に集中するためにも、眠気が発生する前に自分の体にごく簡単な「変化」をつくることが大切です。

3）車の運転中に眠くなったとき

車の運転には、退屈・単調・受動・寒↓暖（寒い空間が暖かくなる）・目に強い光を感じる・ストレス・身体に圧力がかかるなどの数多くの眠気の原因があります。

人によって、車の運転中に眠気が出る人と出ない人がいます。その最も大きな違いは**「運転そのものを楽しめているかどうか」**の差です。

運転が、ただの「目的地までの移動手段」の場合、早い段階で眠気が出てしまう場合も多いのです。

楽しんで運転している人は、「同乗者や周囲の車に不快な思いをさせないスムーズな運転」「道路を覚える」「流れる景色を楽しむ」など、ただ運転するだけの人とは刺激が全く違うものになります。

刺激の量は眠気の発生に大きく関与するため、さまざまなことに気を配りながらの運転と、ただの移動手段としてあまり注意を払わない運転とでは、大きな差が生まれます。


また、簡単な眠気予防として、足元の温風は切っておくことです。

こたつやホットカーペットのように、温風で足を温めてしまうと、すぐに眠くなってしまいます。車だけに限った話ではありませんが、手足の先端を温めると眠気が発生します。

本来、生物は体温を下げるために、手足を暖かくして放熱します。この**放熱がはじまると、副交感神経が優位になり、一気に眠気が発生します。**外部から手足を温めることでも、同じように副交感神経が優位になるのです。

車の運転中に眠気を飛ばすことは、より安全運転ができるだけでなく、発想力を引き上げることができます。

人の視野と思考力は密接につながっていると言われており、よく経営者は運転の最中にビジネスのアイデアがひらめいたり、悩み解決の糸口を見つけたりするのです。運転中によりアイデアがひらめく理由は、目線が強制的に遠くになり、さまざまな景色が入れ替わるためです。車の運転は、クリエイティブな発想に適している時間と言えるのです。

眠くならなければ、車の中は、能力を上げることやコミュニケーションの手段として、非常に適した空間に生まれ変わります。

運転中の３秒スイッチストレッチ

①背もたれから背中を離して、坐骨を立てて座ります
②姿勢を正して顎を引き、１、２、３と首の後ろと腹筋を同時に伸ばします

通常時の車の運転とは全く異なる姿勢をとることで、同じ姿勢によってうっ血

していた血液や疲労物質を流すことができます。

〝坐骨を立てて座る〟とは、膝がつま先より前に出ないスクワットをしているような形で、お尻を少し後ろに突き出したまま座るイメージです。

ストレッチの後は、背もたれに寄りかかって3秒ほどリラックスし、再度3秒かけてスイッチストレッチを繰り返します。

周りから見ると、あまり動きがないように見えますが、身体にかかる圧力などが変わり、腹筋のエクササイズや猫背の矯正にも繋がります。

信号待ちなどの動きがなく、眠気が発生しやすいときに行うのが安全かつ、眠気対策としての効率も上がります。高速道路など、車が動いているときに行う際には安全第一で周囲に十分気をつけて実践してください。

運転中の３秒スイッチストレッチ

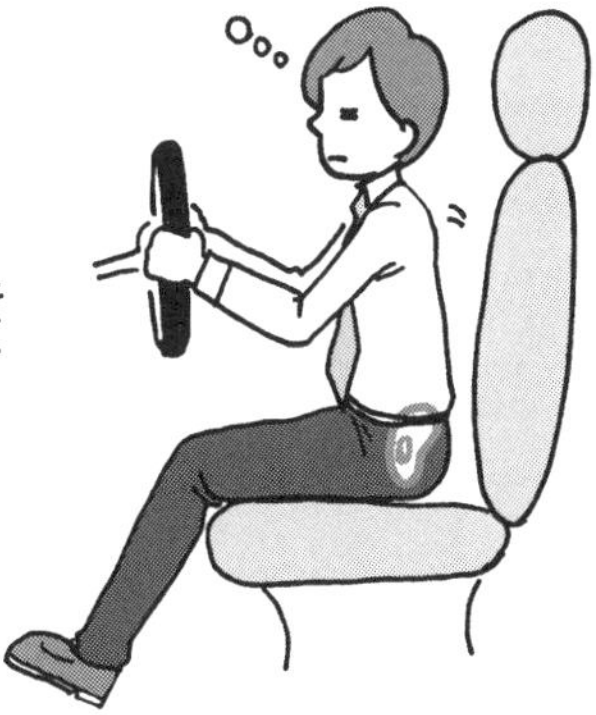

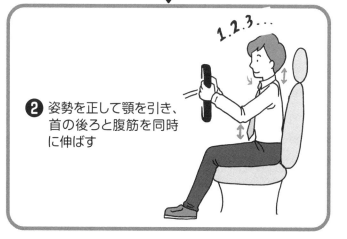

❶ 背もたれから背中を離して坐骨を立てて座る

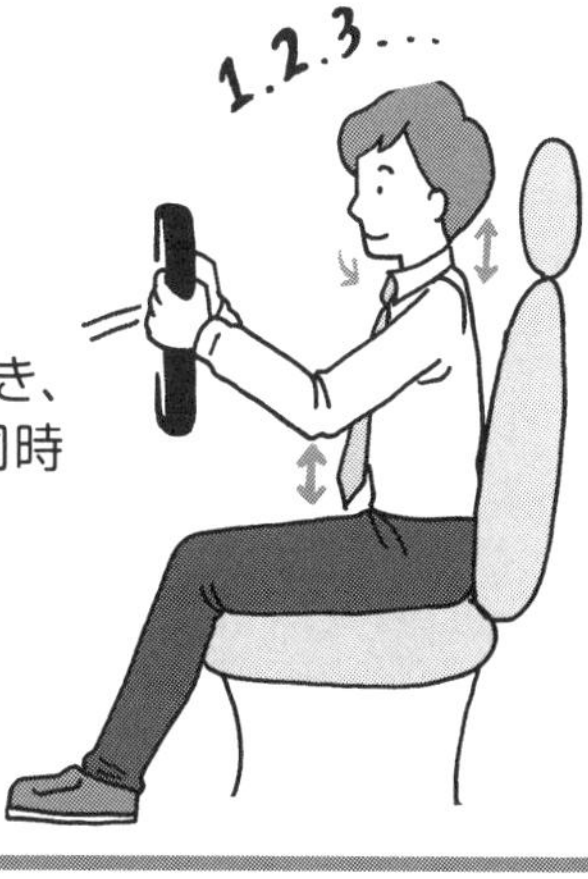

❷ 姿勢を正して顎を引き、首の後ろと腹筋を同時に伸ばす

4）デスクワーク中に眠くなったとき

デスクワーク時の眠気は、仕事に取り組む姿勢の癖で大きく変わります。ストップウォッチで仕事の速度を測定しつつ記録を付けることなどで、ダラダラとした業務を防ぎ、眠気を抑制することができます。基本的に、**速度を出す活動は眠気が発生しづらくなり、ゆっくり活動することで眠気が発生します。**

これを踏まえて実際に行動してみると、驚くほど自分自身が行動していないことにも気付きます。

身体を動かせないデスクワークは、どれだけ限られた動きの中で、工夫や楽しみを取り入れられるかが重要です。単純に眠気を飛ばしたいというよりも、仕事の生産性を向上させ、そもそも眠気が発生しないように、自分を整えることが重要です。

納期などが差し迫っている場合は、「やらなくてはいけない」感覚になっていると考えられます。

このときに発生する眠気は、受動の眠気、ストレスで呼吸が浅いことによる酸素不足による眠気、感情の動きによる眠気など、比較的強めの眠気がいくつも発生します。

単調作業やあまり脳を使わなくてもできる作業は、わかりやすい〝単調なリズム〟や〝退屈〟の眠気です。

こういった眠気に悩む方も多いと思いますが、全ての眠気を通して普段からテキパキと行動し、仕事に追われない状態をつくることで眠気を予防できます。

それだけでなく、周囲の評価も向上します。

逆に、他人が眠くなりやすい状況で、自分は眠気を飛ばし、頭が冴えた状態で活動することができれば、ライバルと大きく差をつけることができます。しかもその人たちは、眠気に耐えることにフォーカスしてしまい、その時間を〝苦しい時間〟として過ごしています。眠気がとれた自分は100%のポテンシャルを目の前の行動に注ぐことができます。

眠気を出さない自分だから仕事に打ち込める。仕事に打ち込んでいる自分だからこそ、能力が向上する。能力が向上しているからこそ、次に大きなチャンスを得られるといった、非常にポジティブなスパイラルが起こります。

デスクワーク中の3秒スイッチストレッチ

①椅子の肘掛けに手を当ててお尻を浮かせます（肩甲骨を寄せると猫背予防にも繋がり、姿勢もキレイになります）。肘掛けがない場合、座面に手を当ててお尻を浮かせます（少しだけでも浮けばOK）

②お尻を浮かせた状態で、顎を天井に当てるようなイメージで持ち上げ（目線はなるべく背中側の壁を見るように）、そのままの状態を1、2、3とキープ

デスクワーク中の３秒スイッチストレッチ

❶ 椅子の肘掛けに手を当てて、お尻を浮かせ肩甲骨を寄せる

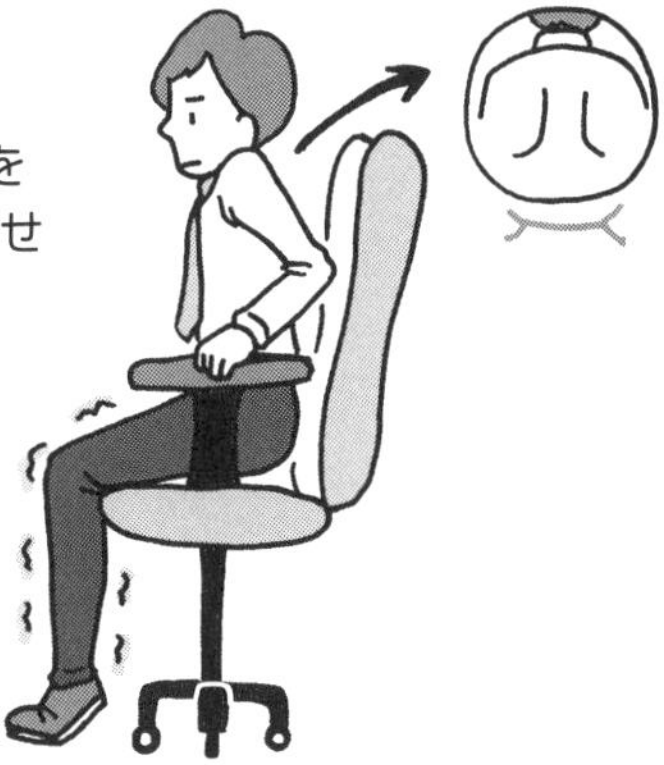

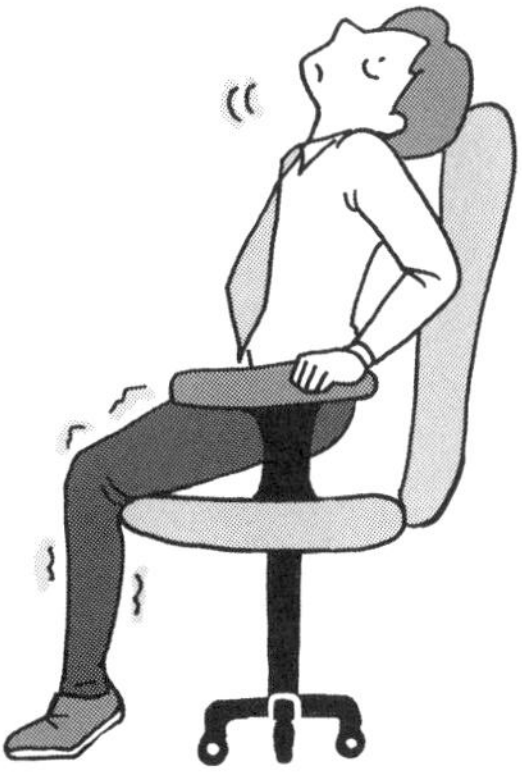

❷ お尻を浮かせた状態で顎を持ち上げる

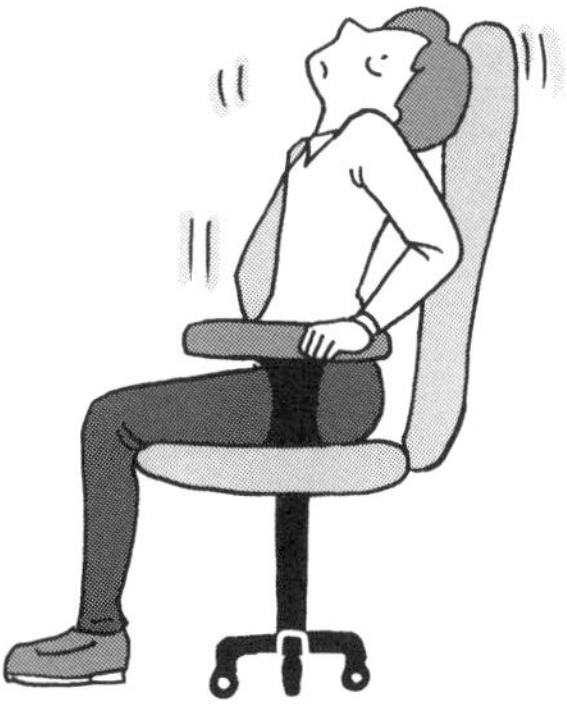

❸ 視線や顎の位置を変えずにお尻をゆっくりおろす

します

③目線や顎の位置を変えずにお尻をつけて座り、ゆっくりと姿勢を戻します

これで、驚くほど頭がスッキリし、思考がクリアになった感覚を得られます。

また、このスイッチストレッチの素晴らしいところは、ストレッチ後の姿勢も崩れにくいことです。

身体が理想的な姿勢でセットされるので、姿勢が崩れにくく、疲れにくい状態で座り続けることができるのです。

長時間デスクワークをする人は、30分に一度でも、このスイッチストレッチをすることで、終日デスクワークだった日の終わりに感じる疲労感も激減します。疲れてからストレッチをするのではなく、**疲れる前にストレッチを入れることが長時間同じ行動をするときのポイント**でもあります。

また、普段の姿勢も良くなり、この座り方をキープするだけで、お腹周りのシェイプアップ効果も期待できます。お腹周りが気になる人は、ぜひ実践してみてください。

5）運動の後に眠くなったとき

日頃デスクワークなどが多く、身体を動かさない人ほど、運動後の眠気は多く発生します。普段あまり変動しない体温が運動時に突然向上し、運動後に低下する際、一時的に強い眠気に襲われるためです。

この眠気は非常に強く、抗いづらいと思われがちですが、実際には5分ほどのごく短時間の仮眠で除去することが可能です。

ここで最も重要なポイントは、**「運動の後に眠くなる原因は〝疲労〟ではなく、体温の上下や、その運動によって得た筋肉の動きや動かし方、反射を本能的に記憶しようとするため」**だということです。

疲労で眠いという思い込みをしていては、建設的な対処方法を探すという行動がとれないからです。

運動能力の向上に関する記憶は、生命の生存に直結するため、勉強などで学んだ知識よりも、体が本能的に記憶に残そうとします。そのため、激しい運動の後には、脳が運動を優先的に記憶にとどめようとし、睡眠状態に誘導されるのです。

このシグナルは、カルシウムイオンで調整されていて、運動時に神経細胞が興奮することで、カルシウムイオンが細胞外から細胞内に引き込まれます。一定以上のカルシウムイオンが細胞内に引き込まれると、身体は運動や興奮が発生したと認識し、眠気を催します。そして睡眠をとることで、このカルシウムイオンが細胞外に流出することで、活動状態に転移しやすくなるという作用機序となります。

このとき、脳波が非常に多く出ることもあり、筋肉は普段の睡眠よりも弛緩してしまいます。これが俗に言う、「泥のように眠る」という現象です。

筋肉が弛緩すると、「起き上がる」行為が非常に難しくなります。

そのため、ごく短時間の睡眠のみにして、筋肉が弛緩する前に目を覚ます必要があるのです。

通常の仮眠は、ノンレム睡眠に移行する直前に目を覚ますよう15分の仮眠を推奨しています。しかし、運動後の仮眠は5分にします。筋肉が弛緩しきる前に目を覚ますのです。

5分の仮眠にチャレンジし、5分以内に入眠できる感覚をつかめるようになってから、「徐々に仮眠の時間を増やしていくこと」が重要です。

運動後の眠気はある意味、筋肉を最適化するためにも非常に重要な要素です。よって、運動後の眠気を予防するよりも、どれだけの短期間の仮眠で、運動後の眠気を除去できるかにフォーカスすることで、その後の活動の集中力や、筋肉の回復に大きな効果を発揮します。

私がショートスリーパーになる手段を伝えた方の中には、フィジークコンテストを優勝された方やベストボディ・ジャパンを優勝された方など、肉体美を競う競技の出場者複数人が存在します。必ずしも眠ることが、回復につながるわけではなく、起きて筋肉のケアや意識的な脱力ができるようになったほうが、筋肉の超回復を狙えます。

睡眠中は、起きている間よりも体内の酸素は不足し、寝ている姿勢を保つこともままなりません。

また、血流は低下し、体温も落ちることから、身体の回復において睡眠は非常に不利とも考えられます。ごく短時間の仮眠で運動後の眠気を除去できるようになれば、身体のバルクアップと、勉強との両立が可能です。

文武両道や運動部と受験勉強の両立を目指すのであれば、運動後の眠気解消は必須項目と言えます。

運動後の３秒スイッチストレッチ

①両足をまっすぐ前方に伸ばし、なるべく膝を曲げない状態で両足のつま先を手で持ちます（膝が伸びていれば太ももの裏も伸び、効果は倍増します）

②息を吐きながら１、２、３と膝の方にゆっくりとつま先を倒します（ふくらは

ぎの裏側の伸びを意識します）

③ゆっくりと息を吸いながら、つま先を元の位置に戻します

このスイッチストレッチは、身体全体の筋肉トレーニングをしたと仮定した場合のストレッチになります。もし一部分のみしか使わない運動の後であれば、その部位の筋膜リリースやストレッチを行うことで疲労回復効果とともに眠気の改善に有効となります。

ただし、ランニングなど足しか使っていないように思うような運動でも、実際には全身を使っている場合も少なくありません。不安なときは、このスイッチストレッチを行ってください。

運動後に行うストレッチは、運動中に普段よりも激しく流れた血液を徐々に元の状態へ戻すことを目的としています。筋肉の過度な収縮や炎症によって乳酸や血液を留まらせないことが大切です。

足には、全身の筋肉の60～70％が存在していると言われています。
足を鍛えることやストレッチをすることは、全身へのアプローチに繋がります。力を入れずに、ゆっくりと気持ちを落ち着かせながら5回ほど繰り返しましょう。

時間に余裕がある場合は、スイッチストレッチの後に、正座をして1分ほど瞑想をすることで、クールダウンでき、大腿四頭筋（太ももの前側）を伸ばすことができます。非常に簡単な動作で、運動後のうっ血や乳酸の滞りを軽減できるので、非常にオススメのエクササイズです。

運動後の３秒スイッチストレッチ

❶ 両足をまっすぐ前方に伸ばし、つま先を手で持つ

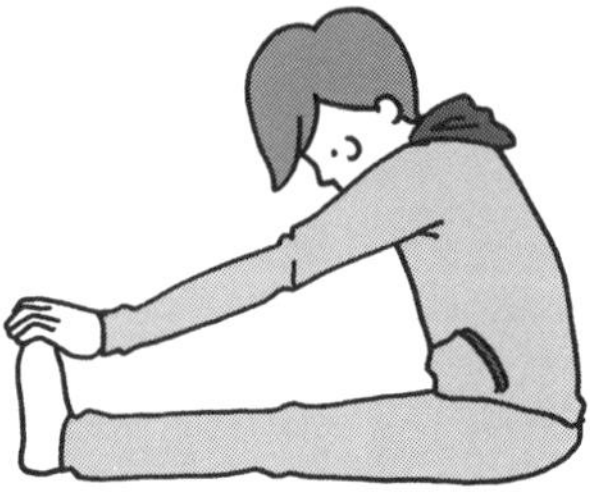

▼

❷ 息を吐きながら膝の方にゆっくりとつま先を倒す

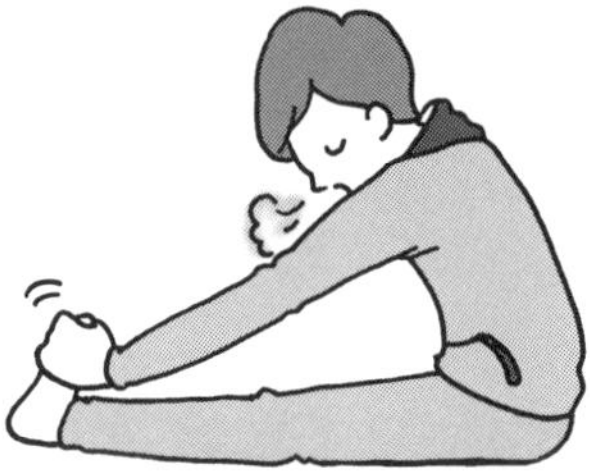

▼

❸ 息を吸いながらつま先を元の位置に戻す

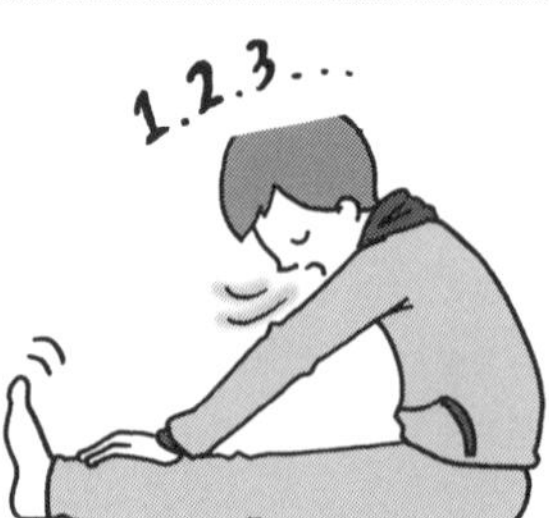

6 移動時間に眠くなったとき

自動車を自分で運転するとき以外の移動時間（バスや電車、飛行機、車の助手席や後部座席など）は、多くの人にとって耐え難いほど眠くなるものです。

これらの移動時間に発生する眠気を予防、消去することで、時間を有効活用でき、周囲と差をつけることができます。

２０１５年国民生活時間調査によると、日本人の通勤時間の平均は、１時間19分です。週に5日通勤すると考えても、1年で３００時間もの時間を通勤に使っていることになります。歩いている時間も含めて、この移動時間をいかに効率的に活用するかが、非常に大切な要素と言えます。

車の助手席で眠気が発生したときには、ナビの入力や、到着してからの行動を考えることで、受動的な眠気を予防できます。

特に到着後の予定を計画しておくことは、一日の時間を効率的に活用するためにも非常に有用であり、眠気対策にも効果的です。

心地よい振動や室温など、快適な車内空間が眠気を加速させます。一見、読書に最適な環境のように感じられますが、車内の乾燥や静電気から起こる眼精疲労によって、すぐに眠気が発生してしまうのです。

最もオススメの予防方法は、会話やコミュニケーションです。車であれば、インターネットでさまざまな話題を検索して、運転手と楽しく会話をすることが有効です。友人や同僚と新幹線などで移動する際にも、同じ手段が使えます。注意してほしいのは、「会話をしなければならない」と思い過ぎると、受動の眠気が発生することです。

甘いものや食事の摂りすぎも、血流が胃や腸に集まります。そして座っている姿勢の都合上、四肢の血流も低下します。

結果として耐え難い眠気が発生しますので、車内での食事は程々にしておきましょう。

移動中の3秒スイッチストレッチ

①靴を脱いで背筋を伸ばし、体育座りのように両足を座席に乗せます
②かかととお尻を座席につけたまま、つま先を手で掴み、1、2、3と膝を鎖骨の方に引き上げます（猫背にならないよう膝の位置を鎖骨側に持ってくる）

このスイッチストレッチは、多少人の目が気になるかもしれません。

しかし、エコノミー症候群の予防にも繋がり、三度、四度繰り返すことで足の血流が良くなり、思考がクリアになります。

その後の読書や作業の効率がアップするので、30分～1時間ごとにスイッチストレッチを行い、集中力の持続に努めましょう。

移動中の３秒スイッチストレッチ

❶ 背筋を伸ばし両足を
座席に乗せる

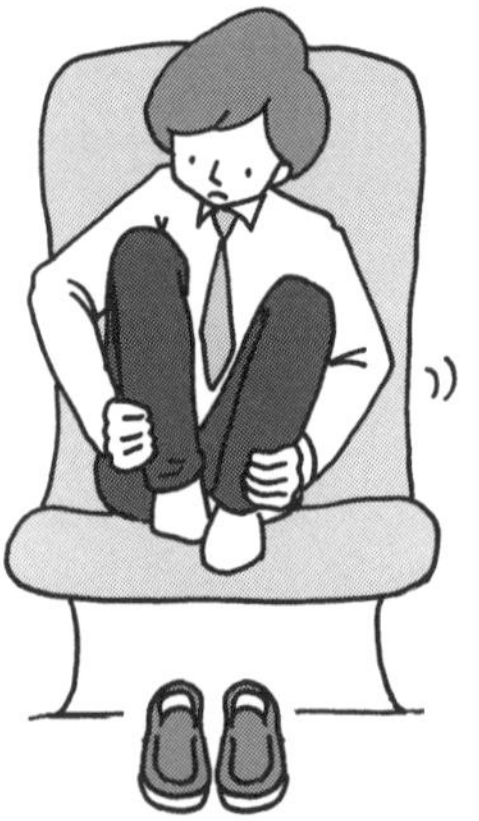

▼

❷ つま先を手で掴み膝を
鎖骨の方に引き上げる

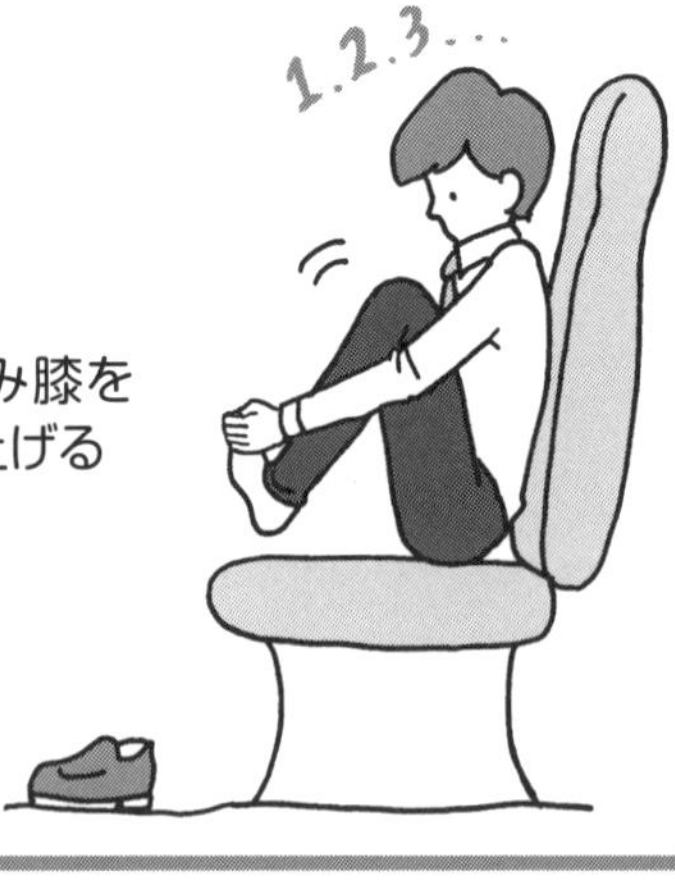

7 ホルモンの影響で眠くなったとき

ホルモンの影響を受けて眠くなる人は、自律神経の動きが不活化していたり、運動不足や筋肉量が減っている場合があります。このようなときは**日常の中に細かくでも運動習慣を増やすことがオススメの方法**となります。

ホルモンバランスの乱れというと、女性だけの話だと思う人も多いものですが、男性にも起こることが近年知られるようになりました。

男性ホルモンのピークは20代と言われており、その後徐々に減少します。女性の場合は、20～30代でピークとなり、50代くらいから急激に減少します。

一方で、男女ともに、ストレスがかかるとホルモンの分泌量が減ってしまうため、**ストレスの多い環境や仕事の重圧などがあれば、ホルモンバランスが乱れて**

いる可能性も高いのです。

ホルモンバランスが乱れると、（多くの症状がありますが）男性の場合、不眠や疲労感、筋力減退、集中力の欠如などが挙げられます。女性の場合は、一カ月のホルモンバランスの変化により眠気が発生します。

そして、筋肉量が少ないほどホルモンバランスの影響を受けやすくなります。

そこで、**ホルモンの状態を整えるのに有効なのが運動**です。

身体面、精神面と、さまざまな乱れの要因が考えられますが、どちらの場合も全身の筋肉量を向上させることが大切です。筋肉量を増やすことで、体内の血管の数を増やすことにも繋がり、ホルモンの寛容性が向上して、不安定になりにくくなります。

運動によるストレスの解消からホルモンバランスを整えることにも繋がりますし、運動の結果として得られる筋肉量のアップで、ホルモンバランスを整えることができます。

ホルモンの影響時の３秒スイッチストレッチ

①椅子に座ったままかかとを床につけ、つま先を浮かせます
②かかとを床につけたまま、両足のつま先を時計回りに１、２、３と回します
③②と同じように、両足のつま先を反時計回りに１、２、３と回します

ふくらはぎは第二の心臓と言われるほど、血流に影響を与える部位です。このふくらはぎの筋肉をまんべんなく動かすことにより、全身の血流が促進されます。特に運動不足の人の場合、一部の血流がうっ血することでホルモンバランスが崩れることもあるため、シンプルな動きでも大きな効果が期待できます。

ホルモンの影響時の３秒スイッチストレッチ

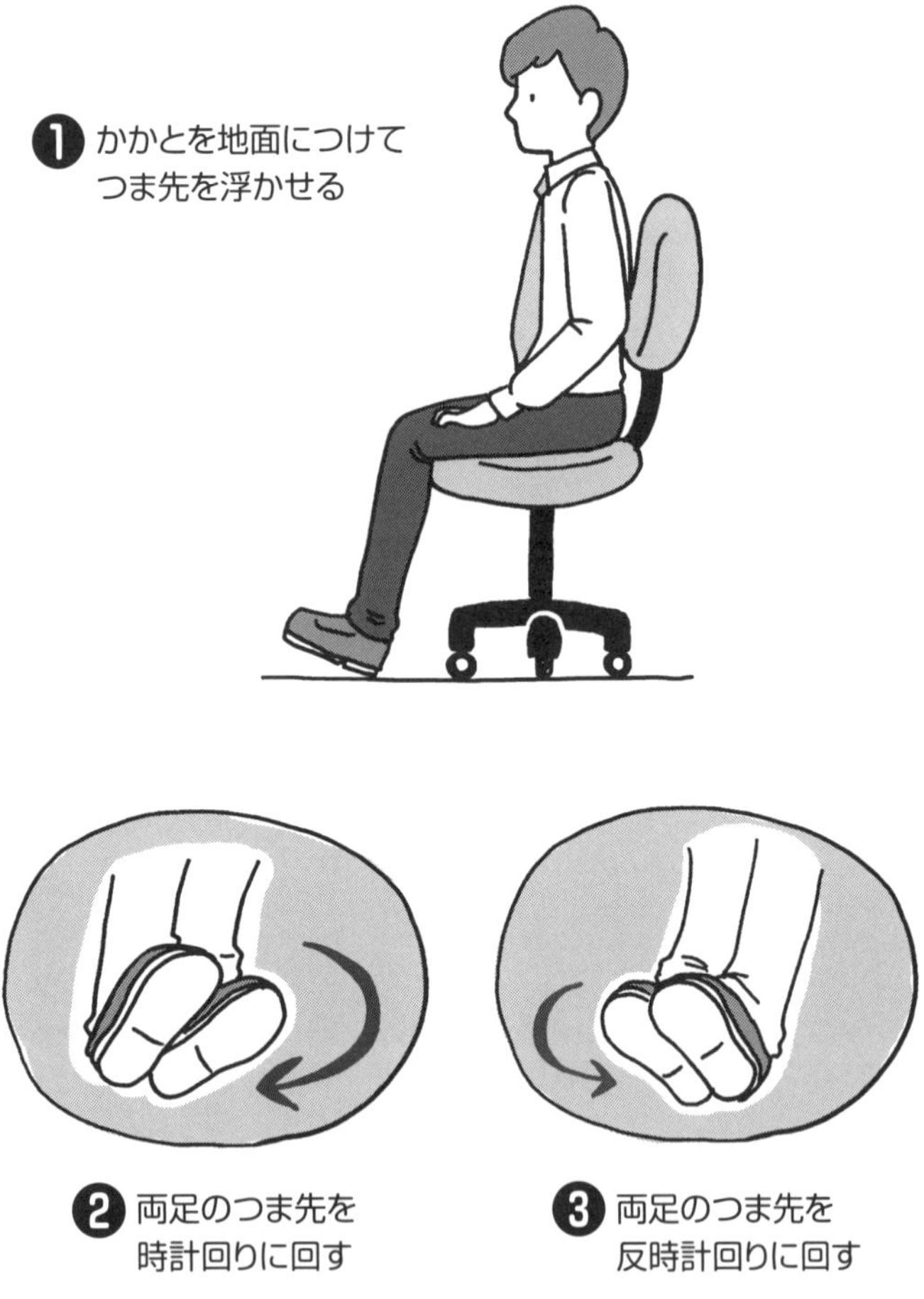
❶ かかとを地面につけて
つま先を浮かせる
❷ 両足のつま先を
時計回りに回す
❸ 両足のつま先を
反時計回りに回す

また、普段から二度寝しないようにし、目覚ましのスヌーズ機能の使用を控えることで、起床するためのホルモン（コルチコトロピン）が出るようになるため、朝から発生するホルモンの秩序を整えることができ、結果としてホルモンバランスの崩れを抑制することができます。

また、お菓子などの甘いものを食べすぎると、体温が低下します。

その理由は、「ＡＴＰ産生を抑制するため」「インスリンの過剰分泌のため」「筋肉の弛緩で筋力不足になるため」など、さまざまな理由が言われています。

身体が冷えることやホルモンバランスが乱れるきっかけとなります。

甘いものを食べた後は、階段で移動するなどして、体温を下げないための自分ルールを設定し、眠気対策だけでなく健康にも優れた習慣をつくりましょう。

8）いつも眠いとき（1）

まずは、他人からの印象を良くすることが大切です。

「眠気に他人からの印象が関係あるのか？」と思うかもしれませんが、**他人からの印象がいい行動は緊張感を伴うため、眠気を抑制できる**ことが多いものです。

達人のような身体さばきや、普段から物音を立てないように気をつけている人が眠そうにしている姿は、あまり想像できないのではないでしょうか。

いつも眠いということは、いつも眠気の発生条件を満たしていることになります。姿勢が悪いと血流や身体のバランスが悪くなり、身体の状態が整っているときよりも遥かに多くの眠気が発生します。

呼吸が浅いことも、体内の酸素が欠乏し、眠気が発生することに繋がります。

焦燥感も発生し、深い思慮や集中ができなくなります。コロナウイルスが流行した以降、マスクによる呼気の能力低下や、呼吸の浅さから、イライラ（60％）、頭痛（53％）、集中力の低下（50％）、幸福感の低下（49％）、学校・幼稚園への行き渋り（44％）、倦怠感（42％）、学習障害（38％）、眠気・倦怠感（37％）といった形で悪影響が報告されています。

ダラダラした行動は、退屈の眠気につながったり、何かを命じられてやらされている感覚になったりするなど、受け身の眠気も発生します。速度が伴わないことで、活動も安定しづらくなります。

筋肉のバランスが悪いことで、使いやすい一部の筋肉に頼りすぎ、血流や姿勢が悪くなることで眠気が発生します。

物事の観察が荒いと、刺激の総量が下がってしまい、退屈の眠気が発生します。面倒くさく感じて頭を使っていない場合は、仕事全般に対して受け身になってしまっていると言えるかもしれません。

ゲームをしているときなどに眠気がとれるのであれば、なおさら、今の仕事に対して楽しみを見つけることが大切です。

睡眠時間が長いことで、GABAなどの刺激の感度を下げるホルモンの影響を多く受け取ることになり、日中いつも眠くなってしまいます。

いつも眠いときの3秒スイッチストレッチ

①姿勢を正して椅子の前に立ち、舌を歯茎から口の上部（硬口蓋《こうこうがい》）にかけて押し当て（「ラ」を発音する直前の状態〈通称LA〉）1、2、3と呼吸を整えます

②①の状態のまま、頭の角度を変えずに着座します。着座後に視線を目の前の作業に移します（これが崩れにくい美しい姿勢です）

③10分に一度アラームを鳴らし、姿勢が崩れていないかを確認します

「10分に一度は多すぎるのではないか？」と思われるかもしれませんが、自分

が持っている動作の癖の強さや、修正の難易度を甘く考えてはいけません。何度も修正し、正しい形の刷り込みがあってこそ、いつの間にかできるようになっているものです。

少なくとも2週間は継続してみてください。完全ではないにしても、今までの自分とは別人のような所作になります。

呼吸と姿勢を修正するだけでも、眠気が嘘のようにとれていきます。

いつも眠そうな人ほど、一日も早く眠気のコントロール術を学ぶことで、自分が達成したいゴールに近づき、周囲の評価も大きく変化するでしょう。

いつも眠いときの3秒スイッチストレッチ

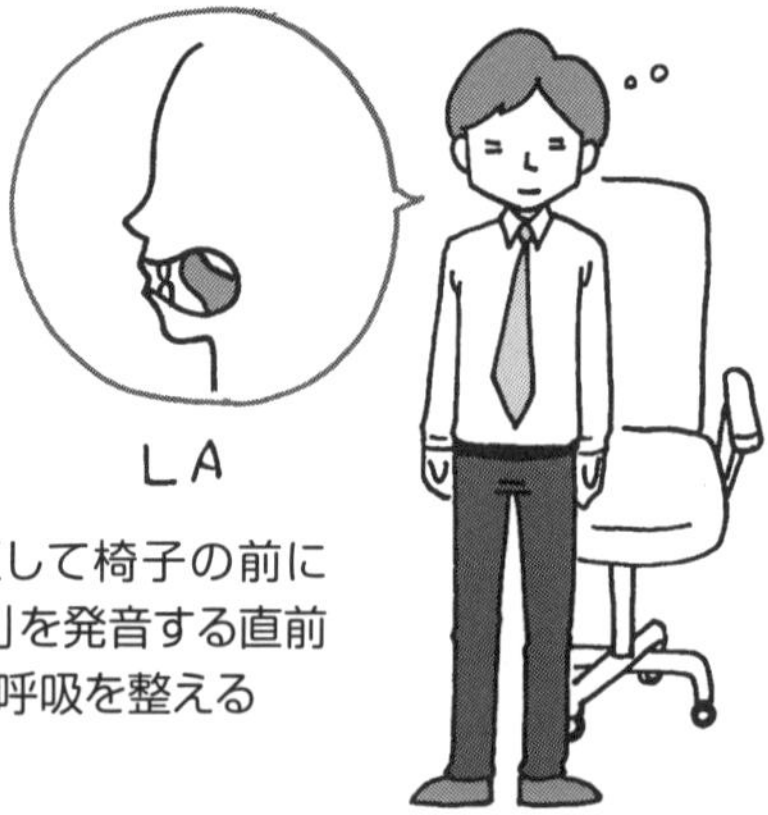

❶ 姿勢を正して椅子の前に立ち、「ラ」を発音する直前の状態で呼吸を整える

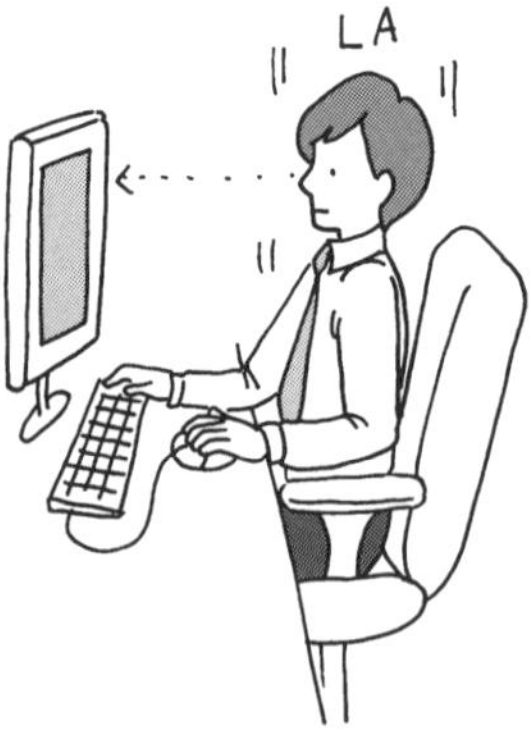

❷ 頭の角度を変えずに座る

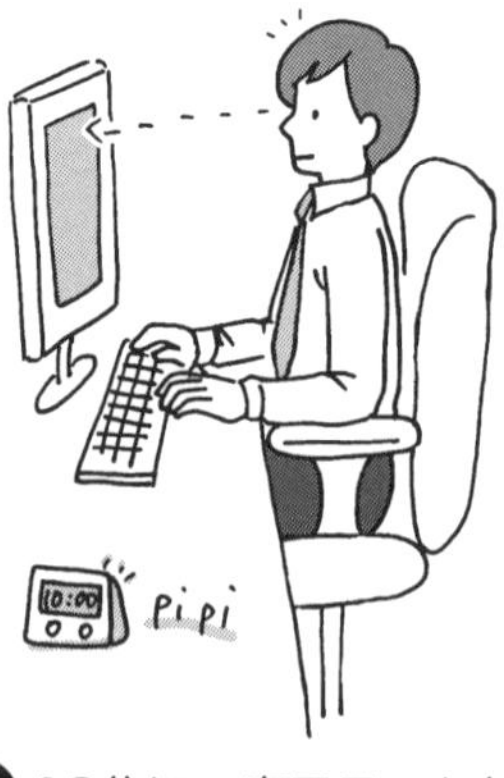

❸ 10分に一度アラームを鳴らし姿勢を確認する

9）いつも眠いとき（季節ごと）（2）

季節ごとの眠気への対策も、あなたの本来の力がどれだけついているかが大切になります。

季節の移り変わりで眠くなるのは、問題です。

これまでの眠気解消法でも運動を強くオススメしていますが、身体の活動と眠気は最もわかりやすく関係しています。

運動不足、筋肉不足の人はフィジカルやスタミナの点から、健康的な覚醒状態を持続することが難しくなるのです。

春は暖かくなったことによる安心感が発生し、本能的に眠くなりがちです。

また、花粉症の影響により鼻づまりに悩む人も多いので、**湿度対策は冬と同様にしっかりと行いましょう。**

夏は眠気が発生しづらいものですが、一方で入眠が難しくなりやすい時期でもあります。あまりに睡眠時間が短いと、睡眠不足による眠気が発生するかもしれません。寝入りを良くするために、有酸素運動や筋力トレーニングを一定以上行うことが大切です。

全く運動をせずに8時間眠るよりも、**30分ほど全身運動をしてから6時間寝たほうが、血流改善や筋肉の増加、ホルモンバランスや自律神経を整えるといった効果により、日中の眠気を抑制できます。**全身運動によって、睡眠時に血液の流れるスピードが下がるのを抑制し、あらかじめ毛細血管に血液を循環させておくことができます。すると、寝起きの倦怠感が軽減でき、酸素不足の眠気を抑制できるのです。

秋に眠くなる人は、自律神経やホルモンバランスが乱れている傾向があります。気がつけば日照時間が短くなりセロトニンの分泌が減るため、自律神経が乱れてしまうのです。

ホルモンバランスの乱れや眠気の発生が起こる前に、**日光を多めに浴びる習慣をつける**ことで、ホルモンバランスの調整を行うことができます。

冬は**乾燥を抑制すること、足を温めすぎないことが重要**です。頭寒足熱の環境は、快適に過ごしやすい空間ではありますが、目の乾燥と相まって強烈な眠気が発生しやすくなります。

デスクワークが多い人は眠気が発生しやすく、眠気とともに免疫力が低下するため、オフィスの乾燥なども相まって体調不良が起こりやすくなります。

卓上加湿器など、顔周りの加湿を行うだけで眼精疲労も改善され、冬の睡魔の抑制に繋がります。

重ね着などで衣服が重い場合、血流と姿勢の悪化から眠気が発生します。暖房の効いた部屋では、あまり厚着せず合成繊維を含んだ衣服を着用しないようにし、静電気対策をしっかり行うことも眠気予防に効果的です。

一つひとつできることを行いましょう。

春の眠気の3秒スイッチストレッチ

①加湿器をつける（周囲の空間に霧吹きをかける）

②1、2、3、と息を吐き、大きく吸って深呼吸をする

春は花粉症であるかどうかで、対応が変わります。

花粉症の人は、加湿を行って静電気対策をし、定期的に深呼吸を行いましょう。鼻づまりから、無意識のうちに呼吸が浅くなり、酸素不足となる場合があります。深呼吸をするときに花粉が気になる人は、室内に霧吹きをかけてから深呼吸を行うことで、舞っている花粉を抑える効果が期待できます。なお、家に帰ると鼻水や涙が出やすいのは、花粉が付着している理由だけでなく、外出時に比べてはる

かに副交感神経が優位になりやすいという理由があります。鼻水が出ることはとてもつらいかもしれませんが、自律神経がしっかりと働いているという認識を持つことで、多少なりともポジティブな解釈も可能になるのではないでしょうか。

花粉症でない人は、濡れタオルなどで首や足の裏を拭くことがオススメです。定期的に首や足の汗を拭き取るとともに、少しだけ身体を冷やすことで眠気を抑制することができます。

夏の眠気の３秒スイッチストレッチ

①呼吸を１、２、３と止める

夏の３秒スイッチストレッチは、呼吸を止めることです。一度息を止めると無意識に酸素を多く取り込もうと、呼吸が深くなります。

また、汗ばみ、皮膚刺激の感度が落ちるため、水でこまめに洗顔をします。これによって、皮膚の刺激感度が回復するとともに、覚醒度の向上を狙うことができます。

秋の眠気の3秒スイッチストレッチ

①手のひらの中央に、もう片方の手の親指を当て、1、2、3と圧をかけます

これは、本章の最初に紹介した「食後の3秒スイッチストレッチ」です。

秋は、寒くなるにつれて血流が悪化しやすくなり、食事の量が増える人も多くなります。食事の量が増えるほど胃に集まる血流も増え、より四肢に流れる血液が少なくなってしまいます。

食後のスイッチストレッチを定期的に行うことで、スッキリした状態で活動できるようになります。

冬の眠気の3秒スイッチストレッチ

①外に出て1、2、3、と深呼吸を行い、冷たい空気を吸う

冬に眠くなったり、集中力が落ちてしまったりする場合は、思い切って**一度外に出ること**がオススメです。

外に出て、1、2、3、と深呼吸をして席に戻るだけで、鼻づまりが解決され、眠気も飛んだ状態で作業を進めることができます。

長時間外にいると体調不良の心配などもありますが、定期的に立ち上がり、温度変化を起こすことで、血流を促すことができます。

寒暖の差を体験することは、運動不足の人ほど、身体にとってメリットが多くなります。

外に出て、光を浴びることと、同じタイミングでカフェインを接種する、可能であれば洗顔もしくは首周りといった部分を水で洗うことで、さらに眠気を抑制しやすくなります。

10 徹夜で準備をしたプレゼン前

徹夜明けのプレゼンは、なるべく**プレゼン開始の直前に、15分ほどの仮眠をとる**ことで、頭がスッキリするだけでなく、過剰に上がってしまった緊張感や交感神経を緩めることができ、冷静さを得ることもできます。

頭がボーッとした状態でプレゼンに挑むことのデメリットが大きいことは、想像に難くないと思います。

多少時間をかけてでも、頭を覚醒させることをオススメします。

階段を使うことができ、時間があるのであれば、5階分ほど腰を捻りながら昇り降りするだけでも、頭をスッキリさせることができます。

頭が覚醒したことを確認するため、階段の昇り降りや3秒スイッチストレッチの前後に、手の甲をつねってみましょう。昇り降りやストレッチ後のほうが、痛く感じるのであれば成功です。

チームで行う場合は、お互いの肩や首をもみほぐすことも効果的です。リラックス効果とともに、チーム全体の意欲も高められます。

徹夜明けプレゼン前の３秒スイッチストレッチ

①壁に背を向け半歩ほど前に出ます
②両手を頭よりも高い位置に挙げ、後ろの壁に手のひらをつけてブリッジのようにして（肩甲骨も少し寄せると効果アップ）１、２、３、とキープします

何度か繰り返すと、プレゼン時の姿勢も胸が開き、堂々とした姿勢を保てるようになります。

徹夜明けプレゼン前の３秒スイッチストレッチ

❶ 壁に背を向け半歩ほど前に出る

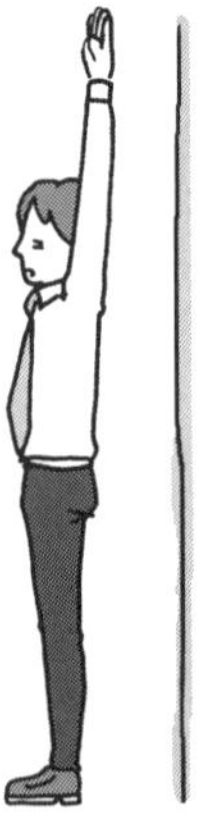

▼

❷ 両手を顎よりも高い位置に挙げ、後ろの壁に手のひらをつけブリッジのようなポーズを取る

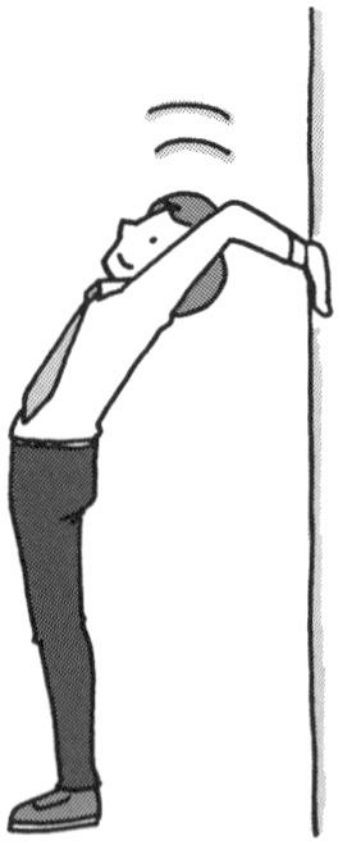

さらにより効果的な方法もご紹介しましょう。

可能であれば、**逆立ちをすること**です。

徹夜の場合は、横になっていないため、血液循環が悪くなっている可能性が高いのです。

逆立ちは普段の生活と天地が逆転し、極端な変化が起こります。最も効率的に、体内の状態をリセットするために、逆立ちという行動は非常に効果の高いスイッチストレッチと言えます。手を押し出すことで、前鋸筋《ぜんきょきん》といった普段は動いていない姿勢制御において重要な筋肉を動かすこともできます。肩甲骨の動きや、三角筋といった、現代人が衰えやすい筋肉も使用できて、一石三鳥以上の効果があります。

ただ、空いた会議室があるなど、特定の条件がないとなかなか実践できませんから、状況により使い分けてください。

11 難解な資料を読み込まなければならないとき

ただ活字の本を読むような心持ちで、難解な資料に目を通すことは、冬場に上着を羽織ることなく、出かけるようなものです。

つまり、明らかに捉え方が甘いということです。

わからない用語を読み飛ばしてしまったり、早く終わらせることばかりを考えて、しっかりと理解しないまま読み進めたりすると、どんどん読むことがつらくなり、徐々に眠気が発生します。

「資料を読む＝眠くなる」という刷り込みが入ってしまうと、次に難解な資料を読もうとするときの閾値《いきち》（感覚・反応・興奮を起こすのに必要な刺激などの量）を上げてしまうことにも繋がります。

納期や期日があれば、マイペースに読み進めることは難しいかもしれませんが、何より大切なのは、焦る気持ちを抑えることです。

現在の自分の知識レベルでは、難解な資料と感じるものも、次に読むときには読みやすい資料となるように、学びながら読むことが自分自身の成長にも繋がります。

難解な資料を読むときの３秒スイッチストレッチ

①３秒かけて椅子から立ち上がる
②３秒かけて椅子に座る

これまでにご紹介したスイッチストレッチは座位が多かったと思います。

つまり、座っている姿勢のときには眠気が出やすく、集中力が切れやすいと言えるのです。

かといって、座ってはいけないとなると、長時間連続して働くことや長時間資料を読むことが難しくなります。

立ったり座ったりするだけでも眠気に効果があります。

立つときに筋肉を使っていると意識する人は多いのですが、座るときにも筋肉を使っていると意識している人は少ないと思います。

ゆっくり座ることで所作が美しくなり、座位の姿勢も整うことで、安静時疲労という、動いていない状態で筋肉が緊張する部位を少なくし、長時間座っていても疲労を感じづらくなります。

12 終わりの見えない深夜残業時

終わりの見えない残業は精神的にも非常に大きなストレスがかかります。
そのため、作業全体としては、非常に膨大なものだったとしても、一つ一つに区切りをつけて行い、終了する度に、「これは終了した」としっかり認識することが大切です。

パーキンソンの法則は先にも述べましたが、取りかかるものがあまりに大きい場合、人は集中することが難しくなってしまいます。そこで、**小さく区分をつくることで効率的に作業できるようになります。**

作業に取りかかる前に、どの区分にどのくらいの時間をかけるのかなどの試算をし、適宜修正しましょう。25分勉強や仕事に集中して取り組み、5分休憩をするといったサイクルがオススメとなります。

深夜残業時の３秒スイッチストレッチ

①一区分が完了するごとに立ち上がり部屋の角に向かいます
②腕を左右に真っ直ぐ伸ばし、手のひらを天井に向けて肘を90度曲げ、手のひらから肘までを壁にくっつけます（肘が肩から下に下がらないよう注意）
③②のまま、１、２、３、と胸を部屋の角の方へ押し出します（肩甲骨が寄せられ、胸が開きます）

深夜残業時の３秒スイッチストレッチ

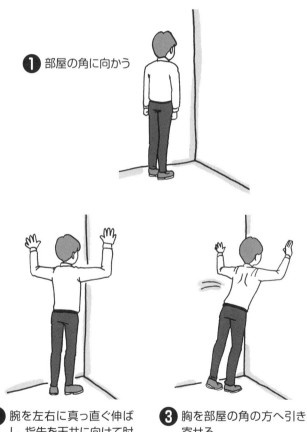

❶ 部屋の角に向かう

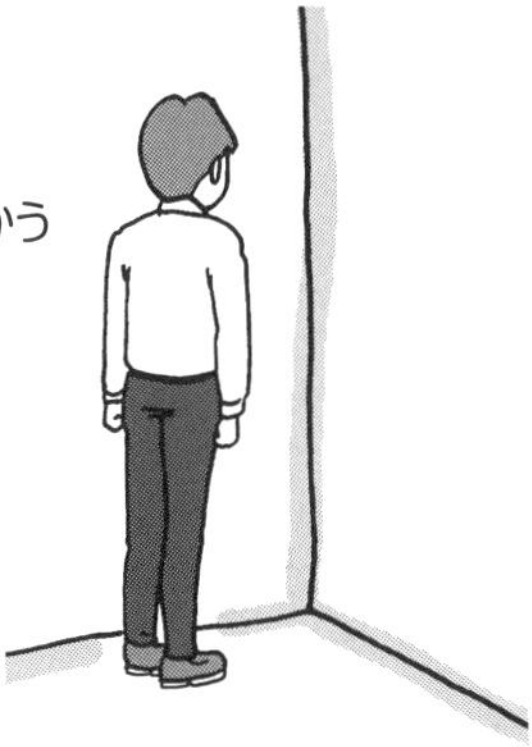

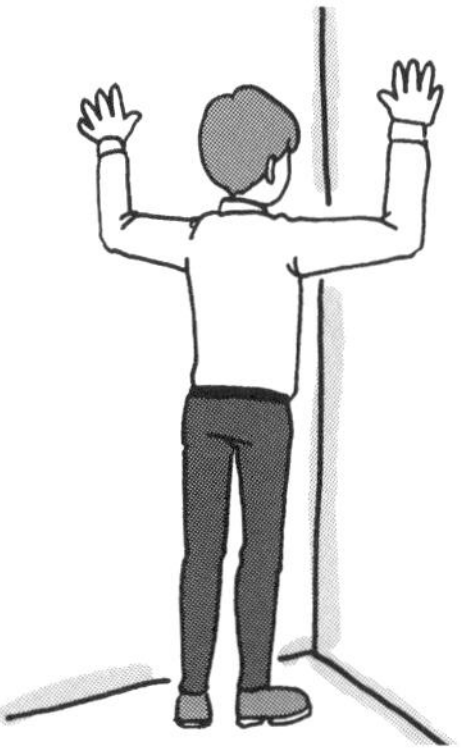

❷ 腕を左右に真っ直ぐ伸ばし、指先を天井に向けて肘を90度曲げ、手のひらから肘までを壁にくっつける

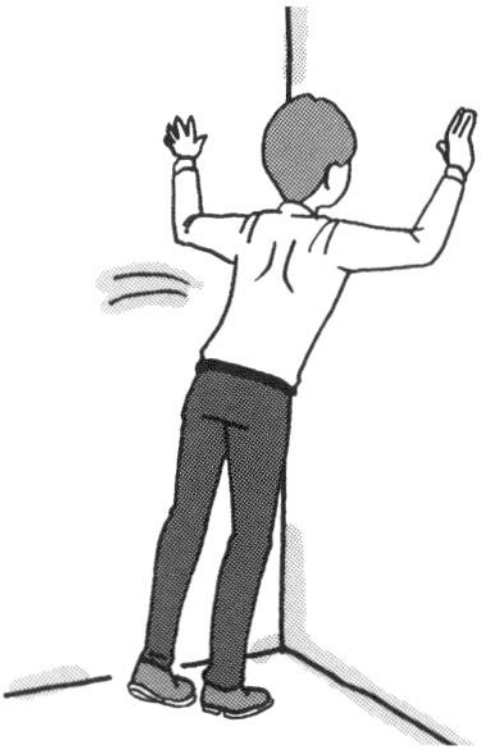

❸ 胸を部屋の角の方へ引き寄せる

13 連日の長時間学習時

試験前の長時間の学習は、同じような刺激が続くため自宅で行うことはオススメしません。喫茶店など、〝他人の目線〟があるところで勉強することが望ましいです。「それではあまり集中できないのでは？」と思われるかもしれませんが、実際に学校の授業も試験会場も、誰かの目線がある状態で行います。セミナーの多くも一人ではなく、複数で聞くことが多いはずです。

実は、**周囲の目や雑音がある方が、脳はより集中することができます。**完全に静かな環境では、集中できないことがアメリカのイリノイ大学の研究やプリンストン大学の研究でも証明されています。また、意外に思うかもしれませんが、晴れの日よりも、ノイズが発生する雨の日のほうが集中力が高かったという研究もあります。

勉強の際は、周囲に飲食物を置かないことや、インターネット接続を切っておくことも非常に重要です。必要に迫られインターネット接続を行うときには、タイマーなどで時間制限を設けましょう。ネットサーフィンをダラダラやってしまう予防になります。

長時間学習することを目的にするのではなく、テストで点数を取ること、内容を理解し長期的に記憶することが大切であることを胸に留め、息切れをしないよう、休憩や仮眠を入れて、無理をし過ぎないことが大切です。

長時間学習時の３秒スイッチストレッチ

①10分に一度、首が背中にくっつくまで顔を上に向けます
②そのまま真後ろの壁を見るようにし、1、2、3、と3秒キープします
③姿勢はそのままで顔だけもとの位置に戻します

長時間学習時の３秒スイッチストレッチ

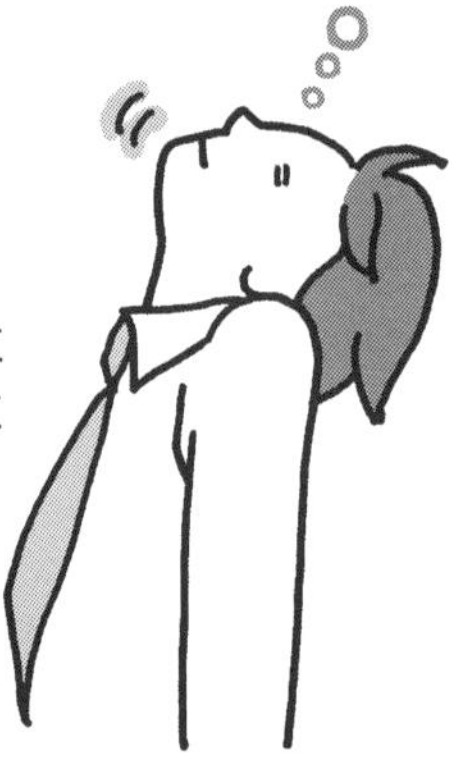

❶ 10分に一度首が背中に
くっつくまで顔を上に
向ける

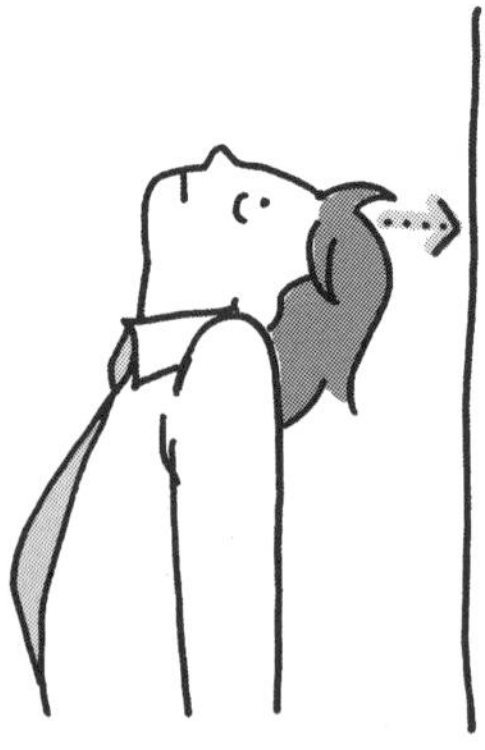

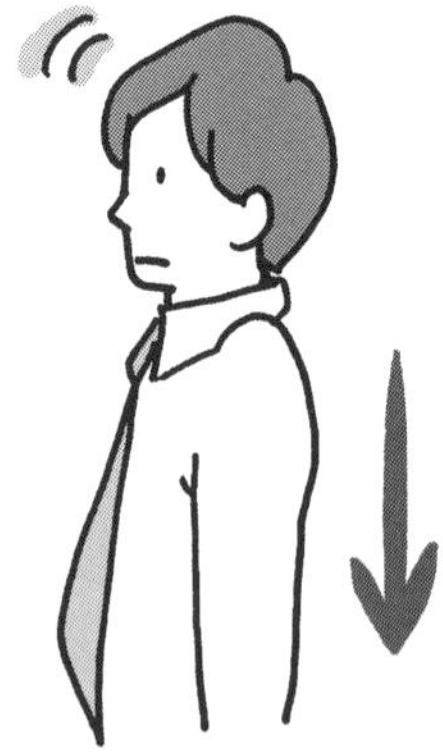

❷ 真後ろに壁があるのを
イメージし目線を向ける

❸ 姿勢はそのままに
顔だけもとの角度に戻す

決して無理をしないことが大切ですので、負荷のかかるストレッチはオススメしません。

スイッチストレッチによってきれいな姿勢となり、長時間の勉強にも疲れにくくなります。

これを続けることによって、しだいに20分に一度、30分に一度と時間の間隔が空いても、姿勢をキープできるようになります。

長時間勉強をしても疲れにくい状態になることが、安定して高得点を取得することにつながりますので、スイッチストレッチを活用し、基礎力を身につけましょう。

14）急激な寒暖の差で眠くなったとき

真冬の気温が低い時期の営業マンなど、外気と室内の気温差を感じて、室内に入ると激しい眠気が出たり、体のダルさを感じたりする人が多いようです。

冬の時期は、学生は試験、社会人は期末の締め日や挨拶周りなどで、慌ただしいときでもあります。

このときに、眠気に負けてしまうのか、それとも眠気を跳ね飛ばして集中するのかで、大きな差が生まれます。

まず、外に出るときは厚着をし、室内にいるときは上着を脱ぎ、なるべく寒暖の差が発生しないように心掛けましょう。

電車の中は足元や座面が温かいため、非常に眠気が発生しやすい環境です。移動中に資料に目を通したい、メールを一本送っておきたいなど、忙しいビジネスマンは集中力を切らせたくないものです。

そんなときは、背もたれに寄りかからず、しっかりと足に体重をかけて座り、クリエイティブな作業をするなど、眠気が起こりづらい状態をつくっておくことが大切です。

暗記などをする際は、たくさんの量にトライするのではなく、少ない分量をしっかりと覚えるようにすることもコツの一つと言えます。

寒暖差があるときの３秒スイッチストレッチ

①「背もたれ！（もたれかかっていないか）」「猫背！（猫背になっていないか）」「足に重心！（足に体重をかけているか）」と、指差し確認のように、心の中でつぶやきチェックする

寒暖差があるときの３秒スイッチストレッチ

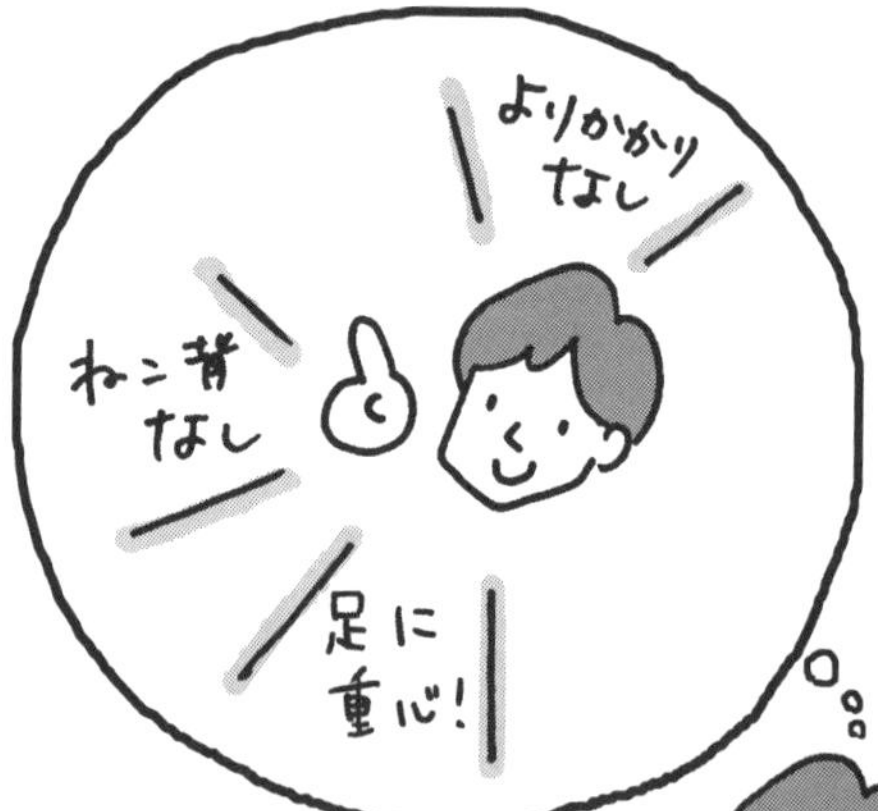

指差し確認のように
心の中でつぶやいて
チェックする

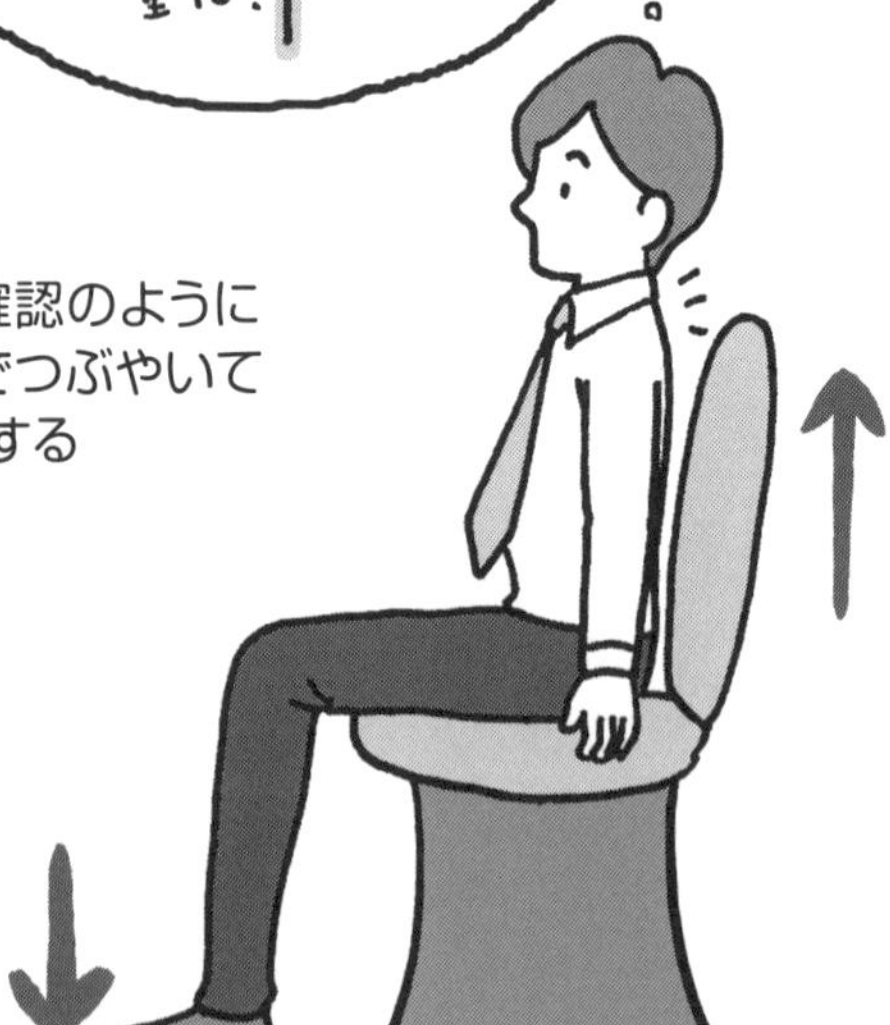

効果が高いスイッチストレッチは動きが大きいため、見知らぬ人やお客様がいる場所では、できる行動は限られています。では、眠気に抗うことができないかというと、そうではありません。

いかに眠気を出さない状態をキープするかが大切になります。そのためには、3秒で〝眠気をとるための姿勢〟を作ります。

眠気は、猫背やうつ伏せになることで、発生しやすいものです。一つでも眠気の発生しやすい状態を減らせるように、徹底して姿勢を調整しましょう。

初めは違和感があるかもしれませんが、徐々に違和感は少なくなり、自然と活動ができるようになります。

15）夜勤時に眠くなったとき

N 太陽の光を浴びる時間に活動し、夜は眠る生活スタイルは、生まれてからこれまでの長い期間に渡って繰り返したものとして、身体が認識しています。

上記のような生活リズムで時計遺伝子が形成されている場合、突然夜に活動し昼に眠る真逆の生活をしたとき、眠気や集中力の低下に悩むことは少なくありません。

新たな生活習慣として夜勤を何度も繰り返すことで慣れることはできますが、目覚めのタイミングで日光に当たれず体内時計をリセットできないため、覚醒を促すホルモン、セロトニンが分泌されにくい点や、本能的に夜間に眠気が起こりやすい点など、習慣化では補い切れないこともあります。何が不足していて、どのような問題が起こりやすいのかを知識で把握し、その上で対策を打つことが非常に重要となります。

体内時計を夜勤に合わせる際に、年齢が高い人ほど性ホルモンの一つであるセロトニンの分泌が少なくなり、体内時計を活動に合わせにくくなってきます。その場合は、活動時にトリプトファンを含む食材やサプリメントを摂取するか、仕事はじめに近い時間に有酸素運動や身体を動かす仕事を入れることも効果的です。

夜勤時の３秒スイッチストレッチ

①スマートフォンのライト機能をＯＮにします
②目を閉じ、片目ずつまぶたの上からスマートフォンのライト当て、１、２、３とキープします

夜勤時の３秒スイッチストレッチ

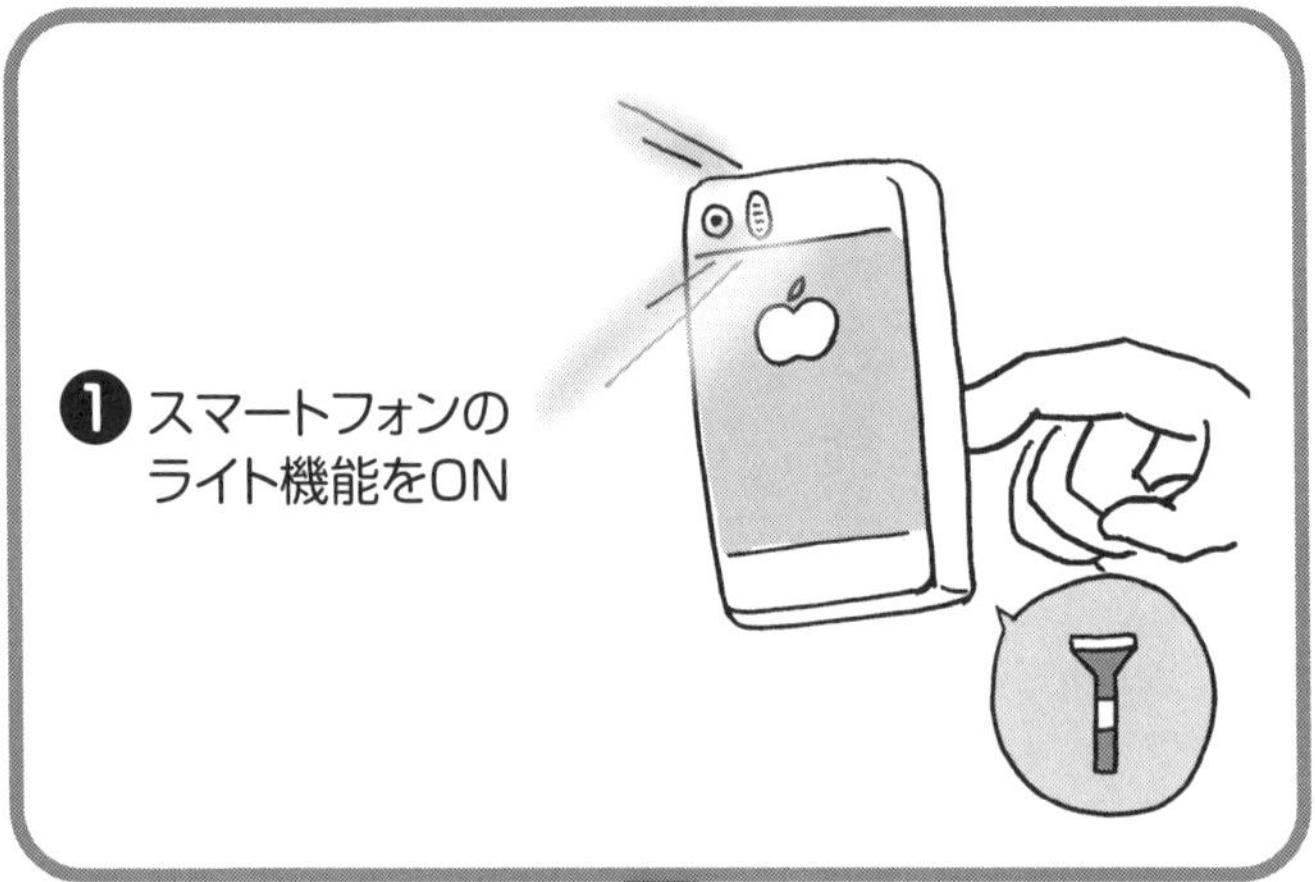
❶ スマートフォンの
ライト機能をON

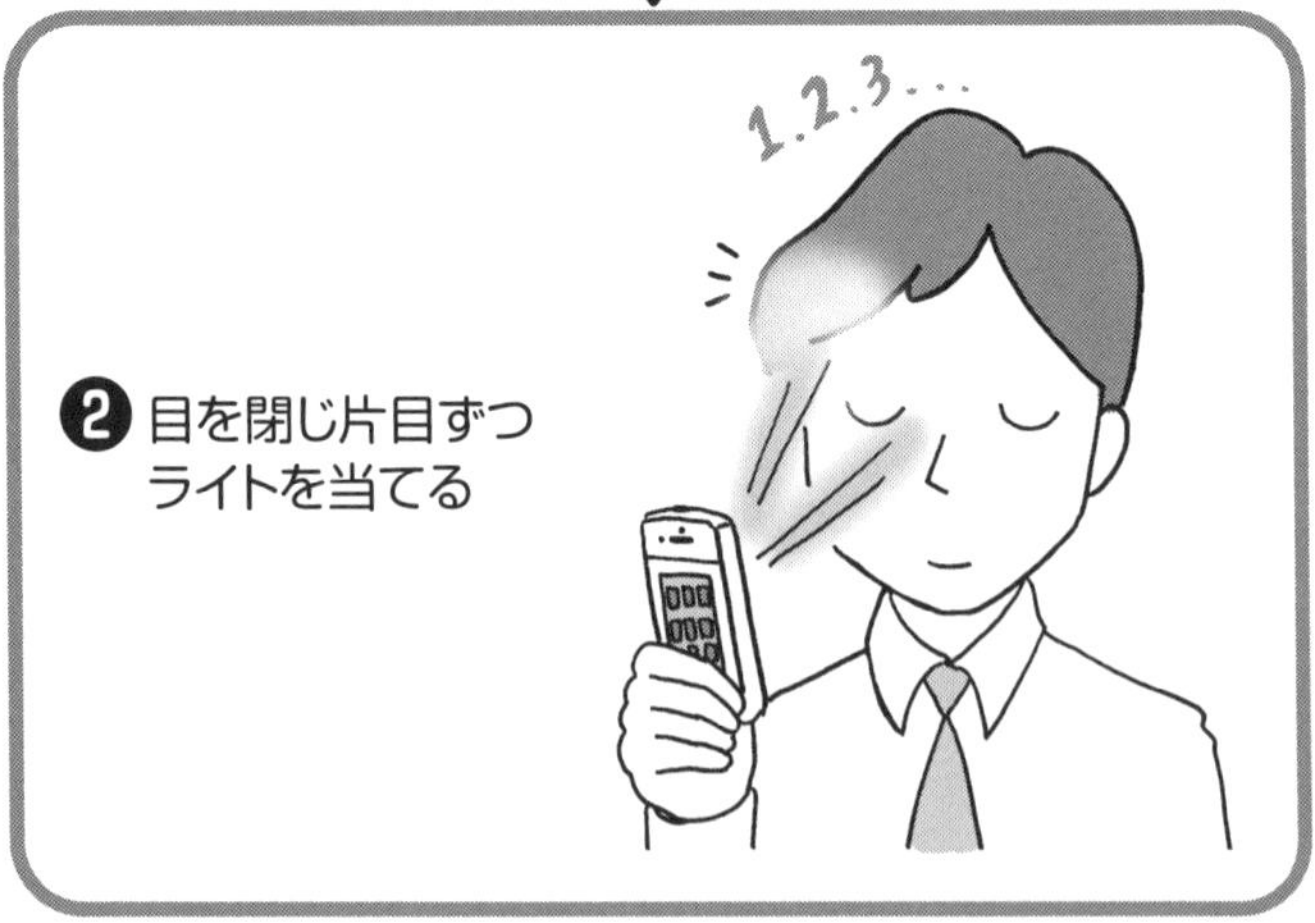
1.2.3...
❷ 目を閉じ片目ずつ
ライトを当てる

目を閉じていてもかなり眩しいので、直接ライトの方向を見ないようにしましょう。

目の健康のために、決して無理はしないようにします。

何度か繰り返すことで、松果体（脳に存在する内分泌器官）からセロトニンが分泌され、体内時計を夜勤のサイクルに最適化することができます。

16）つまらない話を長時間聞いているとき

おもしろくない話を聞き続けるのは非常に苦痛だと思います。

ですが、社会で生きていく上で、聞きたくない話をひたすら聞かざるをえないこともあります。

そんなときは、自分が誰かに面白くない話をしないように、なぜ目の前の人の話は面白くないのかを分析し、自分ならどうやって話をするのかを考えることで、対人コミュニケーションの学びになり、眠気を除去することも可能です。

つまらない話のときの３秒スイッチストレッチ

①ふくらはぎを意識しながら、１、２、３、と少し背伸びをします
②ゆっくりと下ろします

立っているときには、背伸びが効果的です。ふくらはぎの訓練になり、血流も循環するため、眠気対策や健康増進に効果が高くなります。

眠気は、話を聞いているときの姿勢によって変化するもので、やはり座っているときに眠気や倦怠感が発生することが多いと考えられます。

座っているときには、これまでに解説してきた方法などで、姿勢を正して聞くと、相手も話しやすい上に、あなた自身も眠気が発生しにくくなります。

呼吸のスイッチストレッチなど、さまざまなものを駆使することで、気づけば時間が過ぎているかもしれません。

つまらない話のときの3秒スイッチストレッチ

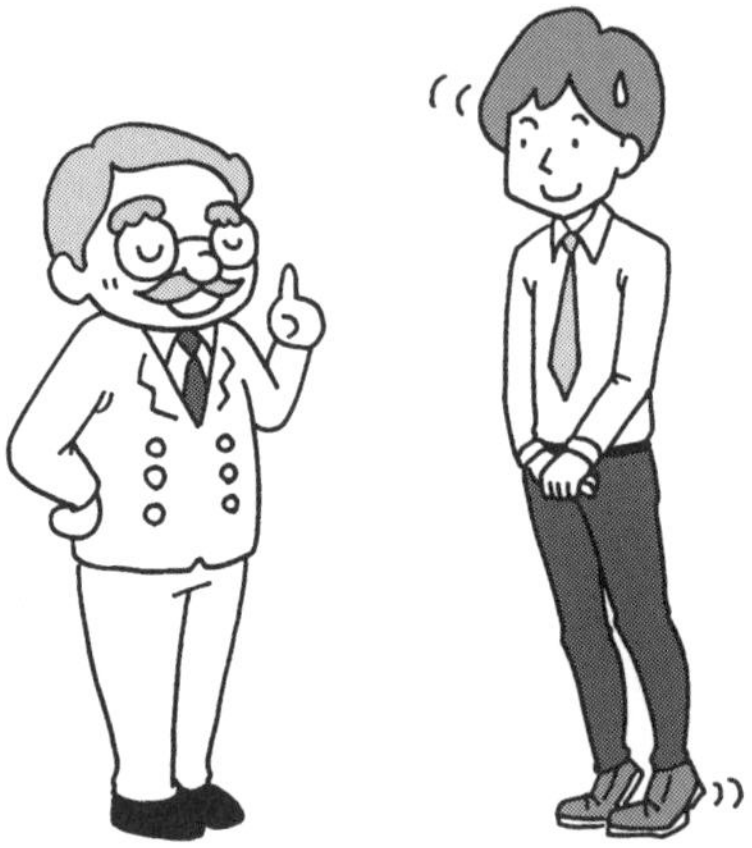

❶ ふくらはぎを意識しながら少し背伸びをする

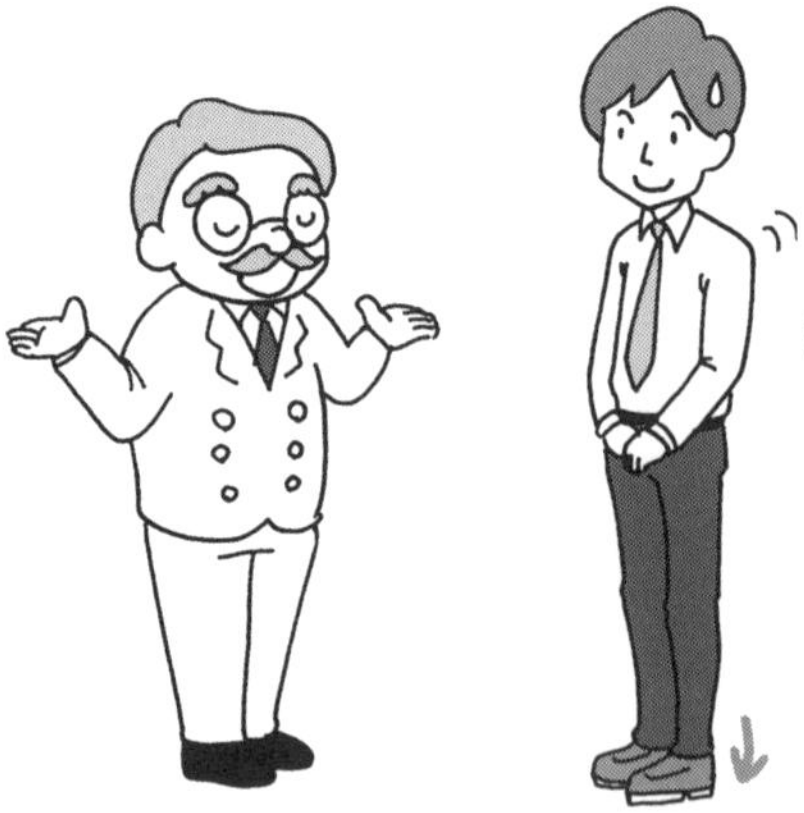

❷ ゆっくりと下ろす

眠気が一度でも発生し始めると、相手の話を聞くことがどんどんしんどくなります。悪循環が起こってしまわないよう、なるべく早めに能動的にスイッチストレッチを行うことが大切です。

17 性行為の後に眠くなったとき

性行為の後は、その行為をした空間からできるだけ早く出ることが大切です。自慰であれば、相手もいないのでそのまま外に走りに行くことも一つの方法です。

性行為の直後は交感神経が優位になり、その後15分ほどかけて、ゆっくりと副交感神経が優位になります。

この交感神経が優位のときに外に出ることで、その後発生する眠気や頭がボーッとする感覚を防げるようになります。

眠気が出はじめてからでは手遅れになりますので、必ず眠気が出る前に動き始めることが重要です。

性行為後の３秒スイッチストレッチ

①ベッドを離れ、水を取りに行く
②水を１、２、３、と三口飲む

台所などへ水を取りに行って飲むことで、性行為後の眠気を出さずに、交感神経が優位の状態で活動を続けることができます。

水を取りに行くのであれば自然ですし、相手の分の水も用意してあげることで、よりよい印象を与えることができます。

ただし、子宝を授かる目的での性行為の場合、行為後に女性が動き回ると着床に不利になることがあります。愛する人との時間の共有を忘れないことが大切です。

なお、自慰行為でも同じようなホルモン変化が発生するため、自慰行為の後は、すぐに移動を行うか、別の場所にうつって作業するなどを行うことで眠気の発生を抑制できます。

性行為も自慰行為も、オキシトシンが発生し、長期的ストレスを受けたときに発生するコルチゾールを抑制する作用があるため、イライラが継続して発生している人はストレス対策として自慰行為を行うことも一つの手段になります。

18 寝起きでいつまでも眠いとき

寝起き３時間は集中力を発揮できないという話があります。

これは、レム睡眠時に発生するＧＡＢＡの影響で、ドーパミンやノルアドレナリンといった、集中力に必要なホルモンの効果を受け取れないためです。

本来、目覚めるときに覚醒を促す起床ホルモン（コルチコトロピン）が分泌されるはずなのですが、二度寝が癖になっていたり、目覚まし時計のスヌーズ機能を何度も使っていたりすると、起床ホルモンの分泌が抑制されてしまいます。

結果として、寝起きに集中力が発揮できず、大きなビハインドを負ってしまいます。朝から集中力を発揮したい場合、二度寝をせず、スヌーズ機能も使わないことをオススメします。

寝起き後の3秒スイッチストレッチ

①ベッドルームから離れ、少し広い空間に出ます
②その場でしゃがみ、1、2、3、と身体を縮めます
③立ち上がりつま先立ちになって、両手を天井に向けて一気に伸ばします

寝起き後に行うスイッチストレッチは、**単純な伸びと深呼吸**です。ストレッチをする場所が大切で、できれば外に出て行うことです。このとき、身体だけではなく、**顔も一緒にストレッチすることで、表情筋の刺激にもなり、効果が倍増**します。顔の真ん中に全てのパーツを寄せるようにし、その後、目を限界まで大きく見開きます。口もあくびのときのように大きく開きます。もし水シャワーを浴びることができる場合（コールドシャワー）は、30〜90秒ほどの極短時間でも浴びることで、脳に大量の刺激を入力することができ、さらに睡眠中に滞っている血流を改善することができるようになります。

寝起き後の３秒スイッチストレッチ

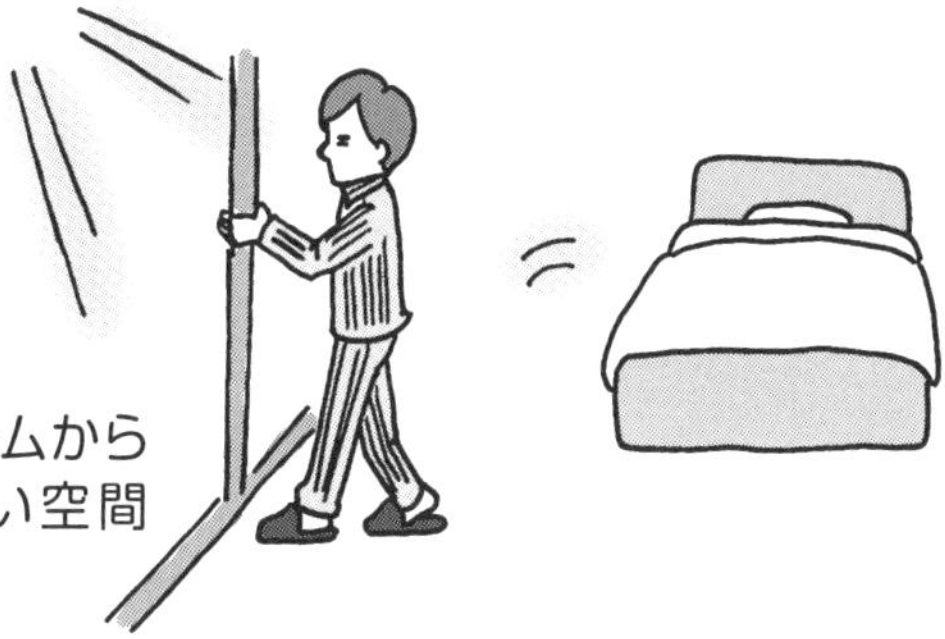

❶ ベッドルームから離れて広い空間に出る

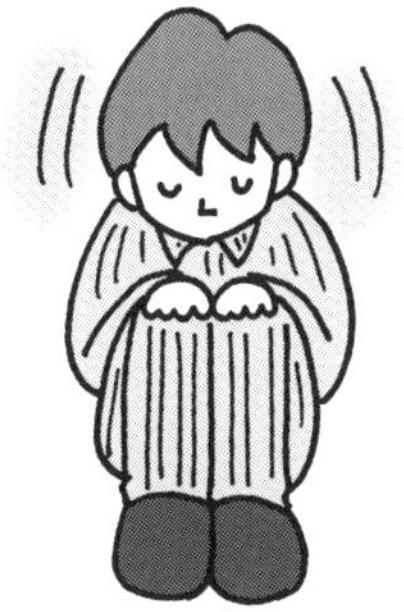

❷ 身体を縮めてしゃがむ

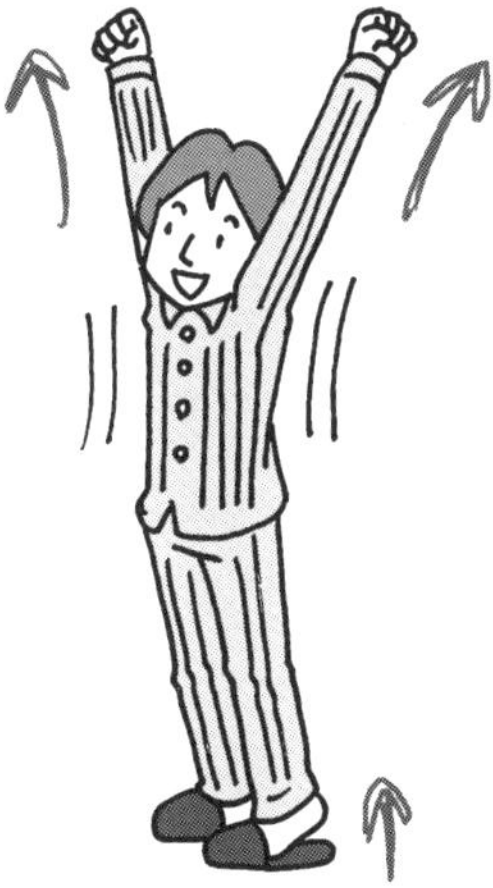

❸ 立ち上がってつま先立ちになり両手を天井に向けて一気に伸ばす

19）研修中・授業中に眠くなったとき

講義形式で一方的に話を聴き続ける行為は、眠気の発生する条件が複数揃っています。授業中の眠気を発生させないために、**勉強への能動性を発揮することが大切**です。

研修や授業を受けている最中に眠気が発生した場合、「時すでに遅し」です。できることは限られますし、動作によっては研修や授業に集中していないと思われてしまいます。

研修や授業のときには、どうしても呼吸が浅くなり、長時間姿勢をキープすることが難しくなります。椅子に座る段階から、対策を行いましょう。

研修中の３秒スイッチストレッチ

①椅子の前で立ったまま、後ろの壁を見るようなイメージで頭を上げます
②視線はそのまま、１、２、３、と少しゆっくり座ります

浅く腰掛けるようにして、背もたれは使わないようにしましょう。理想的な姿勢が崩れにくくなり、長時間キープできるようになります。

20 長時間のゲーム対戦時

私もオンラインゲームにハマっていた時期があり、70時間ゲームを続けていたこともありました。

長時間のプレイが可能な理由は、集中力が切れたり、眠たくなったりする前に対策を取っているからです。

人は、自分の力を過信しがちですが、集中力は思っている以上に早く切れてしまいます。事前に対策を打つことで、集中力を持続できるようになります。

例えば、床に座ってゲームをする人は、座布団を用意しておくことで、①座布団をそのまま敷いて座る、②畳んで座る、③座布団を敷かずに座ると、バリエーションをつけることができます。姿勢を頻繁に変えることで、身体に刺激を与えることができます。

股も開いて、股関節の血流を流すことで、さらに効果を高めることができます。

ゲーム対戦中の３秒スイッチストレッチ

①膝を伸ばして、足を前に出します
②かかとをより前に押し出し、足の甲を拗ね側に倒します
③②の状態のまま、１、２、３と、足全体を上に持ち上げます

足の、普段使っていない筋肉を使うことができ、血流やリンパなどのバランスを整えることができます。ゲームなどでは椅子に座ることが多く、ハムストリングスやふくらはぎ、膝裏の筋肉は収縮している時間が長くなります。膝を伸ばしてかかとを前に出すエクササイズを行うことで、収縮していた足の後ろ側の筋肉全体をストレッチすることができます。定期的にスイッチストレッチを行うことで、疲労感の軽減や健康増進効果も期待できます。

ゲーム対戦中の３秒スイッチストレッチ

❶ 膝を伸ばし、足を前に出す

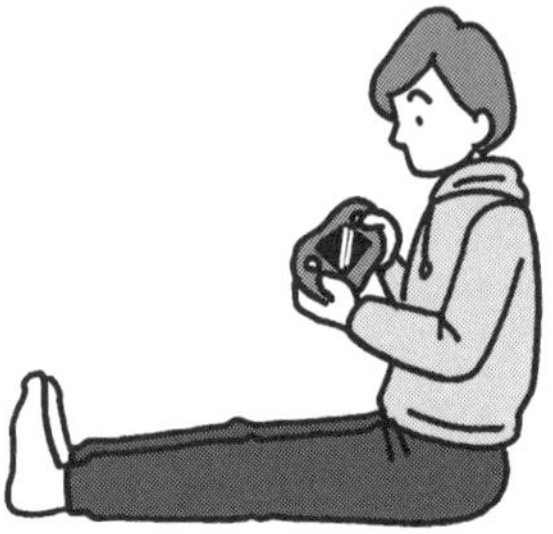

▼

❷ かかとをより前に押し
出し甲をすね側へ倒す

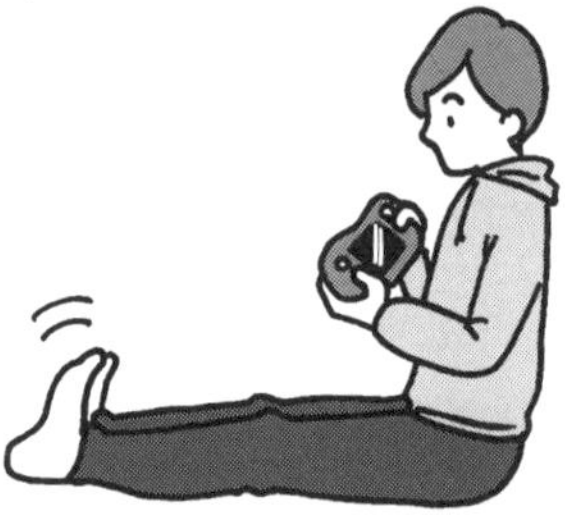

▼

❸ ❷の状態のまま
足全体を持ち上げる

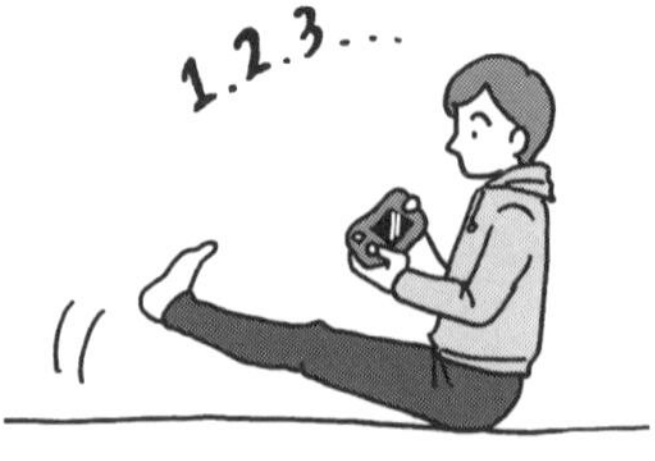

21）デートでの映画鑑賞中に眠くなったとき

デートで映画鑑賞をするとき、パートナーの好みに合わせて観に行く映画や途中でどうしても興味を失ってしまった場合など、眠ってしまうと失礼なことがわかっているとはいえ、どうしても眠くなってしまいます。

さらに、暗い映画館の中で、明るい光を放つスクリーンを見つめることで**安心感を得ますので、眠気が発生する条件が整う**からでもあるのです。

映画鑑賞後に、必ずパートナーとの会話で話題になる箇所があるはずです。興味を持てなくなってしまった場合にも、鑑賞後の話題を盛り上げるためにも、「話題にしたい項目」や「意見交換する内容」などを考えながら映画を観ることが大切です。

それに加えてスイッチストレッチを行ってください。
パートナーと手をつないだまま鑑賞することも考えられますので、手の位置を全く変えずにできるものをご紹介します。

映画鑑賞中の3秒スイッチストレッチ

①肩や肘を1、2、3、とゆっくり動かす

このスイッチストレッチに限った話ではありませんが、**意識的に身体をゆっくりと動かしたり、一部を動かさないようにしたりすることは、非常に効果の高いストレッチ**となります。

他にもゆっくりと肩甲骨を寄せたり膝を伸ばすなど、普段動かさない部位や収縮している部位をストレッチすることで、身体のバランスを整えることができます。

映画鑑賞中の３秒スイッチストレッチ

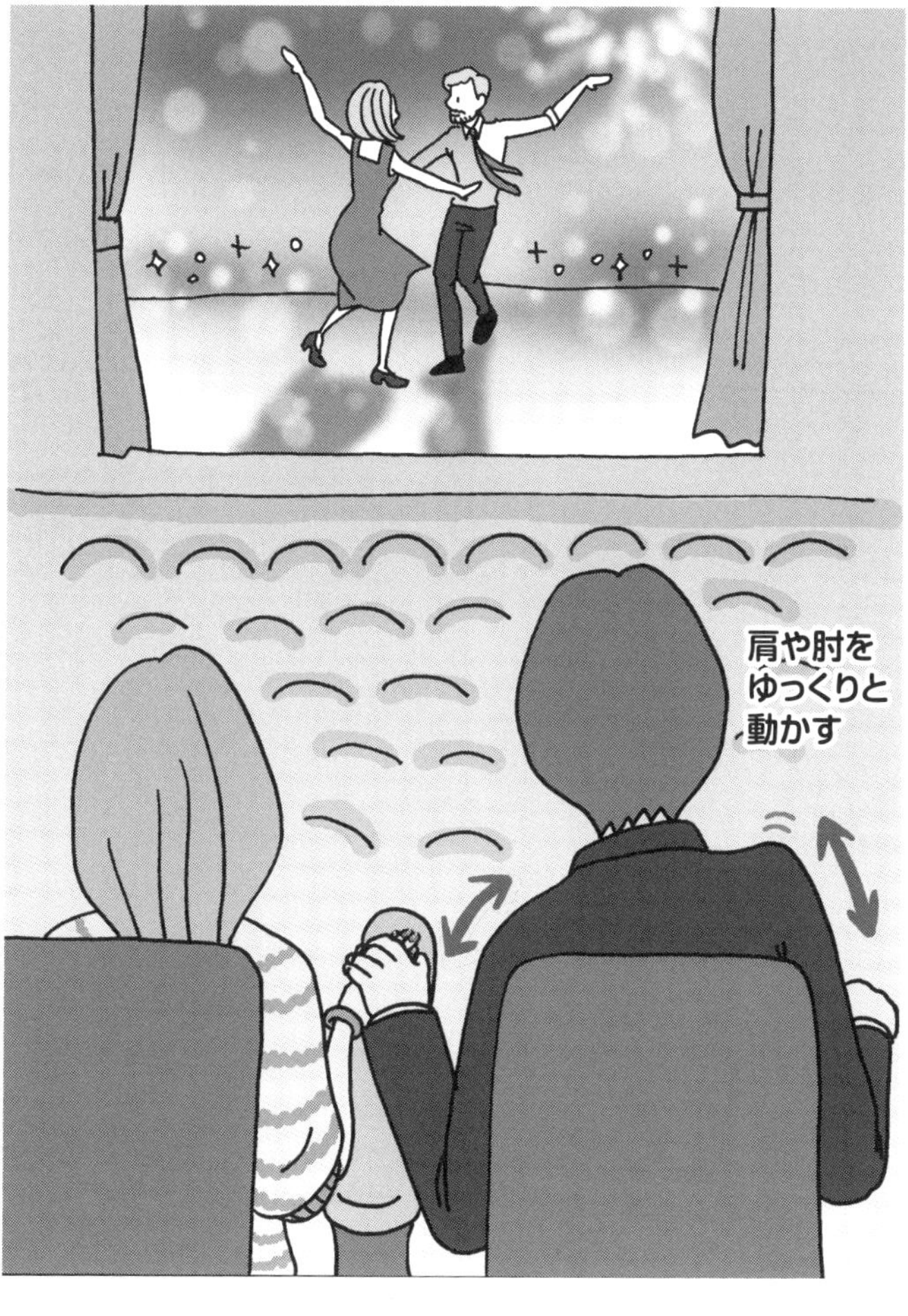

普段からスキマ時間などに自分が動かさないような筋肉を動かして血流を改善したり、筋疲労を改善する癖をつけることで、眠気対策だけでなくダイエット効果や健康的な心身を手に入れることにも繋がります。

おわりに

「オカン、オヤジ、見ているか？　息子はこんなことをやったぞ」

〝両親に喜んでほしい〟。小学生の時から、私の行動理由の多くは、大好きな両親に喜んでほしいというものでした。

持論ではありますが、「この子を産んでよかった」と両親に思わせられるのは、産まれた子どもの権利であり、親から見た子どもにしかできないことだと思っています。

「美術コンクールで賞をもらったよ」
「人権標語で表彰されたよ」
「バク転ができるようになったよ」
「全教科、90点以上の点数取ったよ！」

あらゆる達成を両親に報告して、両親が喜んでくれるのが嬉しかったのを覚えています。

そんな両親がそれぞれ一つずつ、私に対して、願いというか、自分の夢だったことを語ってくれたことがあります。

「お父さんはね、学校の先生になりたかったんだ。特に体育の先生になりたくてな……」

「お母さんは、本とか出してみたかったな。自分の考えとか世の中の人に伝えられたら……」

過去形で語る両親に対して、「夢を諦めるなよ」なんてセリフは、私には言えませんでした。なぜならこの二人の願いは、私を育てるために、叶えることができなくなったかもしれないからです。

私の家はそこまで豊かではなかったこともあり、両親は毎日共働きで朝早くから遅くまで仕事をしていました。そんな両親に、夢のために別の行動を提案するなんてできるものではなかったのです。

幼心に父親に言ったのが、

「うん、しょうがないから俺が代わりになってやるよ。……任せろって、オヤジとオカンの夢は俺が、ちゃんと形にしてやるから」

このような形で伝えました。

結果として、私は教員免許を持って、子供の教育を行うという先生ではなく……「睡眠の講師」として幅広い年代の方から、「先生」と言っていただけるようになりました！

小さな頃からガリガリで、運動もセンスもない私が、2023年6月に、ベストボディ・ジャパンの地方大会で、グランプリをいただきました。

２０２３年9月に放送されたテレビ朝日の番組で、成田悠輔さんから、「筋肉の先生ですか？」と言っていただけました。

「オヤジ、見ているか？　背ばっか伸びてヒョロヒョロだった息子が、ボディコンテストで優勝して、初対面の人に筋肉の先生と言われたぞ」

自分が出演したテレビ放送を見て、そんなことを考えていました。

この本の出版は、話をいただいた時点で納期も差し迫っていて、急ピッチで執筆しました。どれくらい急ピッチだったかというと、執筆期間がなんと数日しかなかったのです（笑）。

私は、作家が本業ではなくて、仕事もしつつ、トレーニングもしつつ、家族との時間もあるんですけども……とは思いつつも、総合法令出版さんに直接伺って、編集担当の方に「やります！」と即答で返事をしました。

私が数日の間で書き散らかした駄文を、見事に本の体裁を成すまでに昇華してくださった編集担当者さんには感謝しかありません。
本当にありがとうございます。

そんなこんなで、睡眠、そして眠気の本という形で表現させていただいた今作ですが、楽しんでいただけましたでしょうか。

私としては、一人でも、一瞬でも、眠気の悩みが解決したり弱まったり、漠然とした不安を解消していただけたら嬉しいと考えて執筆いたしました。

また、不足点やわからないことなどあれば、気軽に日本ショートスリーパー育成協会の堀大輔に向けて御連絡いただければ真摯に受け止めますので、御連絡ください。

偉そうに本文で睡眠や眠気を語っている私ですが、まだまだ発展途上だと考えています。

この本を最後まで読んでくださったあなたも、これからの自分の可能性を広げたくて、睡眠や眠気のことを考えてくださっていたのではないでしょうか。私も同じです。1日1日を「まったく良い一日だった」と表現したく、一生懸命生きています。

コロナ以降、睡眠時間も伸びて、さらに元気も少し失っているように見える日本ですが、私ができることをもっと取り組んでいきたいと思っています。

ぜひこの本を読んだ方が、より生産性を上げて、自分のため、周囲のため、そして日本のためにさまざまな行動をとっていただけることを祈念しています。

私自身もまだまだ両親が健在の間に、息子がいろいろと成す姿を見てほしいと思い、毎日切磋琢磨しています。

末尾になりましたが、もうすぐ齢40になる私をさまざまな形で支えてくださっている皆さま、本当にありがとうございます。

これからも日々精進していく私をぜひ見ていてください。

「オカン、オヤジ、見ているか？　息子はこんな本を世の中に発表したぞ！」

Research of Physical Education and Sports, Hosei University2011-03-31,29,19-28

The Effect of Sleep on Motor Skill Learning and Application to Sport Fields（2013.1.Morita,Yuko）

2015年11月上田泰己教授らの東京大学大学院医学系研究科教授／理化学研究所生命システム研究センター グループディレクターらの研究グループによる実験

Corona child studies "Co-Ki"：first results of a Germany-wide register on mouth and nose covering (mask) in children

日本心理学会大会発表論文集（Proceedings. Annual Convention of the Japanese Psychological Association） 巻：65th ページ：44 発行年：2001年10月

日本心理学会大会発表論文集（Proceedings. Annual Convention of the Japanese Psychological Association） 巻：65th ページ：44 発行年：2001年10月

情報処理学会第84回全国大会より、「健康メディアデザインに基づく集中力向上を目指した新しいポモドーロ法」より

（University of New South Wales）「Journal of Experimental Social Psychology」より

「Your brain on masturbation」https：//www.zmescience.com/science/your-brain-on-masturbation-042333/

参考文献

Embargoed until 4 a.m. CT/5 a.m. ET Monday, June 21, 2021

Enhanced amygdala-cingulate connectivity associates with better mood in both healthy and depressive individuals after sleep deprivation | PNAS

On the Relation between the Daily-life Work and the Metabolic Rate at Awaking from Sleep

Effects of melatonin on phosphorylation of memory-related proteins in the hippocampus and the perirhinal cortex in male mice

Vol.52 No.6 2016 ファルマシア 530-533

Shigemi K, et al., Neurosci Lett. 2010;468（1）：75-9.

Sleep quality and preclinical Alzheimer disease

【DOI】10.1016/j.isci.2022.104452

Published：June 27, 2017 https：//doi.org/10.1371/journal.pone.0180067

Acute Social Jetlag Augments Morning Blood Pressure Surge：A Randomized Crossover Trial

International Society of Sports Nutrition position stand：safety and efficacy of creatine supplementation in exercise, sport, and medicine

臨床神経 2014;54：162-165
Jpn.J.Biometeor.43（2）：79-89,2006

堀 大輔

（ほり・だいすけ）

1983年11月2日生まれ、兵庫県尼崎市出身
GAHAKU株式会社代表取締役
社団法人日本ショートスリーパー育成協会代表理事

会社員時代、仕事をしながらさまざまな活動に携わることに加え、1日8時間睡眠をとっていたことから、時間がまったく足りない状況になる。18歳からはじめた睡眠の研究をもとに、25歳のときに短眠に挑戦。2カ月で1日45分以下睡眠のショートスリーパーになることに成功。現在までの14年間、1日平均1時間未満の睡眠時間で活動している。この短時間睡眠を含め独自に研究した睡眠の新理論を構築して短眠カリキュラム「Nature sleep」を開発。このカリキュラムによってショートスリーパーになったセミナー受講生は2200人以上、カリキュラム満足度は98.2%、睡眠の質改善率は92.7%（2023年8月時点調べ）となっている。また現在、短眠カリキュラムを伝えるスクールの代表のほか、経営者や医師、プロアスリートへの睡眠指導を行っている。
著書に『できる人は超短眠!』『睡眠の常識はウソだらけ』（ともにフォレスト出版）他がある。

※本書は2017年5月刊『3秒で頭が冴えるすごい方法』(総合法令出版)を加筆・修正したものです。

装丁デザイン　別府拓(Q.design)
本文デザイン　中西啓一(panix)
イラスト　土屋和泉
DTP　川口智之(シンカ製作所)
校正　矢島規男

「眠りをコントロールする」24の方法

うまくいく人の睡眠の法則

2023年10月23日　初版発行

著者　堀大輔
発行者　野村直克
発行所　総合法令出版株式会社
〒103-0001 東京都中央区日本橋小伝馬町15-18
EDGE小伝馬町ビル9階
電話　03-5623-5121
印刷・製本　中央精版印刷株式会社

落丁・乱丁本はお取替えいたします。

ISBN 978-4-86280-922-3

総合法令出版ホームページ　http://www.horei.com/